"湖湘青年英才支持项目"研究成果

湖南省国家自然科学基金面上项目（课题号：2022JJ30178）研

湖南省财政厅会计学会（课题号：2024HNKJA04）研究成果

公立医院内部控制实践研究

李衡　陈勇　张艳红◎著

湖南师范大学出版社

·长沙·

图书在版编目（CIP）数据

公立医院内部控制实践研究 / 李衡，陈勇，张艳红著. -- 长沙：
湖南师范大学出版社，2024. 8. -- ISBN 978-7-5648-5568-0

Ⅰ. R197.32

中国国家版本馆CIP数据核字第2024KU8111号

Gongli Yiyuan Neibu Kongzhi Shijian Yanjiu

公立医院内部控制实践研究

李衡　陈勇　张艳红　著

出　版　人 | 吴真文
责任编辑 | 孙雪姣
责任校对 | 蔡　晨
出版发行 | 湖南师范大学出版社
　　　　　　地址：长沙市岳麓山　邮编：410081
　　　　　　电话：0731-88853867　88872751
　　　　　　传真：0731-88872636
　　　　　　网址：https://press.hunnu.edu.cn
经　　　销 | 湖南省新华书店
印　　　刷 | 湖南湘裕印刷有限公司
开　　　本 | 170 mm×240 mm　　1/16
印　　　张 | 11.25
字　　　数 | 200千字
版　　　次 | 2024年8月第1版
印　　　次 | 2024年8月第1次印刷
书　　　号 | ISBN 978-7-5648-5568-0
定　　　价 | 56.00元

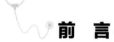 **前　言**

　　随着卫生健康事业的不断发展，医疗体制改革不断深入，公立医院内部控制管理成为现代管理理论的重要组成部分，是现代公立医院管理的主要举措和全面推广应用的有效方法与手段，意义重大。公立医院内部控制管理是医院现代化建设的重要内容，有利于提高管理效能和医疗质量。

　　公立医院属于事业性单位，多种原因之下，客观存在对经济管理重视不足，运营管理不到位，引发了服务质量差、医患关系突出、违法违纪违规等问题，成为当前公立医院经营管理的弊病，为此，国家卫生健康委等相关部门就公立医疗机构的经济管理、运营管理和公立医院内部控制管理等颁布了相关文件，作出了具体要求，旨在进一步推动公立医院高质量发展，加快推进其管理模式和运行方式的转变，进一步提高公立医院经济管理和运营管理的水平，公立医院的内部控制管理逐步得以加强，医院建设与发展进一步提高。

　　但目前，公立医院除了一般财务风险、管理风险和技术风险外，医药费用合理性、社会对医疗服务的满意度及医务人员的责任心都存在一定问题。在公立医院管理中法人治理结构尚不完善，监督职能发挥不尽如人意，决策和监督机制缺位，重经济效益、轻社会效益，决策执行和监督相互制衡、相互促进、相互协调的治理机制还有待完善。为此，进一步加强和完善公立医院内部控制管理与建设具有非常重要的意义。

综上所述，针对当前公立医院在实施内部控制管理过程中存在理论与实践的问题，我们将公立医院内部控制理论性与实践性紧密结合，编写了《公立医院内部控制实践研究》，以促进公立医院内部控制管理，实现各项活动的全面有效控制，着力促进医院各项管理进一步规范化。

本书尚存许多不足之处，恳请各位专家和读者指正。

目录

第九章　公立医院建设项目控制建设

第十章　公立医院合同管理控制

第十一章　公立医院内部控制评价与监督

第一章　公立医院内部控制概述

一、公立医院概述

公立医院是政府举办的纳入财政预算管理的医院，是中国医疗服务体系的主体，也是体现公益性、解决基本医疗、缓解人民群众看病就医困难的主体，要加强其公益性，就要扭转过于强调医院创收的倾向，让其成为群众医治大病、重病和难病的基本医疗服务平台。

公立医院是具有清晰的产权关系和治理结构、不以营利为目的、为社会提供基本医疗服务的公益性医院。公立医院是公共产品，所提供的是"治病、救命"的医疗服务。它突出的是由"公"而"立"，并且作为卫生服务体系的重要组成部分，它是具有一定福利性质的社会公而"立"益事业，但在市场经济条件下，公立医院在为患者提供医疗服务的同时，也体现了其公益性、生产性、经营性的个性特征。

从行政部门角度来讲，医院名义上是独立的法人，但其处在一个庞大的行政化等级之中，行政部门既办医院又管医院，既经营医院又监督医院，政府和医院之间是一种行政隶属关系。而且公立医院的业务、人事、经费等都由不同的部门负责，缺乏一个统一的人格化主体，多个部门负责最终就是无人负责，各个部门都缺乏关心国有财产、关心国民医疗的动机。因此，公立医院所有者缺位，名义上的经营者并不拥有使用权、收益权和转让权。

（一）公立医院的利益相关者

根据布莱森（Bryson）和格罗比（Grosby）的定义，利益相关者是"受一件事的原因或者结果影响的任何人、集团或组织"。据此，公立医院改革的利益相关者是指影响公立医院改革的过程或目标，以及受公立医院改革过程或目标影响的个人、组织。我国公立医院改革的主要利益相关者包括医生（广义概念包含医生、护士等医疗活动相关技术人员）、病人、医院及其管理者（为便于分析，在文中视为一个主体）、政府卫生行政管理部门、药品（器械）提供者（药械商）、医疗保险机构（包括政府设立机构和商业保险机构）、相关社会组织（行业协会等）以及其他所有制医院，如图1-1。

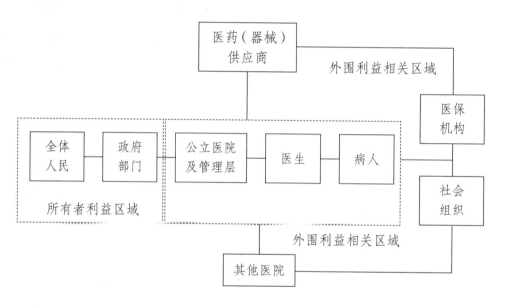

图1-1　公立医院利益相关者体系

1.政府

从治理角度分析，政府事实上是代表全体人民（股东）行使对公立医院的管理职责，其目标是在预算约束条件下实现全体公民卫生福利效益最大化。政府必须是公立医院改革的主导力量，只有政府才有愿望并有能力促进公益性组织的治理模式改革。但是也必须看到，政府与公立医疗机构的关系是依法授权和委托代理关系。

2. 医生

医生是医疗服务最直接的提供者,是公立医院服务能力的承载者,是知识资本高度集中的群体,他们的技术与技能是医院竞争优势的关键。《中华人民共和国执业医师法》规定,医师"在注册的执业范围内,进行医学诊查、疾病调查医学处置、出具相应的医学证明文件,选择合理的医疗、预防、保健方案",可见医生在医疗服务提供中处于绝对的"中心位置"。从委托-代理角度,他既是医院委托的服务代理人,也是病人委托的服务代理人,具有"双重代理身份";从信息处理的角度,医生是医疗信息不对称中的"信息拥有者",是病人健康信息的"采集人"和"处理人";从服务行为的角度,医生是医院服务行为的直接执行者,对服务结果承担最直接的责任;从契约理论的角度,医生是公立医院体系中各类契约的"交汇点",几乎所有的契约都连接着医生的权利或者义务。因此,公立医院治理中围绕医生诊疗过程的制度设计将是最核心的环节,也是其他机制发挥作用的重要基础。治理机制设计的关键是使医生的个人追求与医院治理的整体目标"激励相容"。

3. 病人

病人是医疗服务的需求者、消费者和评价者。格罗斯曼(Grossman)于1972年首次提出了"健康资本"的概念,明确健康资本是人力资本的一种,而医疗需求是健康需求的"引致需求",病人作为这一类的需求者和消费者无疑具有其特殊性。同时,病人也是医疗服务质量与效率的最终评价者,任何医疗服务评价的基本数据来源都应当是病人。必须指出的是,病人还是医院运行最基础的"资源投入者",他们为医院的运行贡献了最底层的资本,即自己的身体及其健康状态,由此他们也是医院服务产品,即"健康状态改善"的直接载体。从公司资本投入的角度讲,病人的投入"专用性"最高,承担的"风险"也最大。一旦就诊,病人可能是医院治理中"退出"自由度最低的角色。对病人角色的认知和定位,是我国公立医院治理模式设计中最需要重新审视并专门考虑的一个重要问题。

4. 医院及其管理层

医院及其管理层可以说是公立医院这一利益主体自身的代表。医院是医生工作的组织和平台,是病人就医的主要场所,是医疗服务提供方的主要载体。

现阶段具有非营利性质的我国公立医院的目标应该主要有两个，一是公共医疗服务效益最大化，一是自身运行效率最优化。除上述"应然"状态外，实际上还有一个"实然"状态，那就是公立医院事实上在激励设计中还可能有一个"经济效益导向"的目标。医院和医院管理层的行为模式主要受到几个方面的影响，包括社会医疗产业结构、医院产权结构、政府医疗投入状况、医疗付费制度和薪酬与激励机制等。

5. 药（械）商

药（械）商是公立医院运行最主要的基础条件支撑者和主要的合作伙伴，是医疗服务伴随要素（互补品）的提供者。一般而言，药械生产和流通企业是完全市场化的组织，其行为目标即经济利益最大化。从治理角度必须关注三个方面。一是药械质量直接影响医疗服务质量。近年来，药械质量问题导致的医疗问题屡见不鲜，甚至酿成影响重大的社会性事件。二是药械价格及消耗费用是医疗服务消费中重要的组成部分，直接影响医疗服务成本。三是药械所引致的医院流通领域的"寻租"行为，是医药不规范现象的根源之一，可能直接误导医院和医生的行为模式，必须通过有效的治理机制予以消除。

6. 医疗保险机构

医疗保险机构包括政府部门经办的社会医疗保险机构和商业医疗保险机构，它们的本质是为医疗服务付费的第三方。社会医疗保险机构不以营利为目的，其行为模式是通过选择适当的保险费率和共付率，实现在保险基金收支平衡基础上的患者医疗福利最大化。而商业医疗保险机构则是通过保险市场行为，实现自身经济利润最大化。但两种机构都有一个共同点，就是通过与医疗机构进行的付费方式、定价策略、质量与成本控制方面的谈判，对医疗机构起到监督、制约、补偿和引导作用，在公立医院利益相关者治理模式中有着重要的地位。

7. 相关社会组织

现有的与医疗服务相关的社会组织包括医师协会、医院协会、各类医疗专业技术学会等，其作为医院或者医师的行业组织，对医院和医师的行为有着专业方面的引导、评价和规范作用，同时也是医院和医师同社会其他行业和利益团体交涉、衔接和"谈判维权"的重要平台。如中国医院协会的章程即明确该协会的宗旨包括"依法加强医疗行业管理""发挥行业指导、自律、协调、监督作用，提高医疗机构的管理水平"等。但以病人或者其他利益相关者为主体的社会组织，目前在我国并不多见。

（二）公立医院制度权力分析

医院制度是维系医院作为独立组织存在的各种社会关系的总和。医院制度是医院赖以生存的体制基础，是医院及其构成机构的行为准则，是医院员工的行为准则，是医院有序化运行的体制框架，是医院经营活动的体制保证。

医院制度涉及利益相关者的切身利益，其权力分配是各方利益相关者关注的问题。公立医院的治理结构是医院权力合理分配的有效保证。

（三）公立医院内部控制权力配置

内部控制是任何组织管理系统中不可缺少的部分，由单位治理层、管理层及其职工共同实施，旨在实现控制目标。医院内部控制制度，是医院制度的重要组成部分，是保证医院实现经营目标、保护国家财产物资的安全与完整、降低医疗成本、实现经济效益和社会效益的重要手段，也是减少医院经营风险与财务风险，预防经济犯罪、规范会计行为、减少会计信息失真的根本保证。内部控制系统是内置于医院经营和管理过程中的一项基础设施，与管理活动的计划、执行和监控职能交织融合在一起，不是后天添加物，因而医院内部控制制度权力分解与医院制度的权力分解有着一致性。

权力配置对于内部控制系统的有效性具有重要的影响力。因为内部控制系统的设计、执行和监督过程需要合理的权力配置作为保障，内部控制的重视程度需要高层管理者决策的支持，也需要中层管理者的执行，更需要相对独立的部门进行监督。换言之，如果离开权力的合理分配和权力的有效执行及其监督，那么医院的内部控制必将成为无源之水，内部控制的效果将大打折扣。现阶段，我国公立医院的内部控制效果难以令人满意，内部控制无法控制重大经济舞弊的发生，很大程度上是由于医院忽视权力的合理配置，从而忽视了内部控制，也就谈不上内部控制的有效性了。科学合理的权力配置是内部控制的有效基石，谁拥有权力，就意味着谁拥有了控制组织资源、支配资源和调用资源的能力。因此，权力的分配与行使直接影响到组织的内部控制效果，而科学合理的权力配置方式是内部控制有效运行的重要基础,也是提高内部控制效果的根本保证。

既然权力配置有着十分重要的地位,就有必要了解组织中权力配置的成分。从目前来看,我国理论界和实务界对组织内权力的配置有不同的认识,最具代表性的理论是"两权论"(决策权和执行权)、"三权论"(决策权、执行权、监督权)、"四权论"(决策权、执行权、监督权和收益权)等。目前运用最广泛的是"三权论",因它最能体现权力分设和权力制衡的思想。因此,本书所说的权力配置指的是决策权、执行权、监督权的配置。"三权论"(决策权、执行权、监督权)主要是体现权力分设与权力间的制衡。党的十六大提出了决策、执行、监督相协调的要求,继续推进政府机构改革,加强对权力的制约与监督。当前政体的行政三分权结构与三权论具有思想上的同源性,决策权、执行权、监督权的平行配置是公立医院治理结构完善的标志之一。

1. 决策权配置

决策权配置是组织结构的重要特性,也是组织结构设计的核心内容之一,现阶段我国公立医院是以科层等级制为特征的组织结构,决策权配置主要是纵向的集权形式,在科层等级制组织中,高层管理者拥有实际权力,决策权配置给了经营者,各科室单元只负责执行决策的结果。

2. 执行权配置

在执行权的配置上,医院院长具有相对多的权力,但在内部控制方面,执行权需要层层下放,因为内部控制的实施要求全员的参与,只有这样,内部控制才能得到有力的执行,否则难以将内部控制落到实处,也就谈不上内部控制的有效性。

3. 监督权配置

科学配置权力必须以权制权,建立强有力的监督。决策权、执行权、监督权应平行配置,不偏重每一个权力,使各个权力之间相互协调制约,有力的监督能提高决策权和执行权的效率,保证决策权和执行权在其运行过程中的公平合理性。反之,监督权执行不力或弱化,就会导致对决策权和执行权失去控制,必然破坏原来的平衡。当权力运行不当,缺乏监督制约时,必然导致腐败。监督权的有效行使需要专门监督机构和权力主体,最重要的是要有专门的机构和人员进行监督检查以及监督主体的相对独立,并且权力主体必须具备丰富的专业知识和管理经验，才能保证监督权具有较高的效率。科学的权力制约和监督应当是自上而下、自下而上以及平行监督统一的多向运行机制。目前，从公立医院的内部职责分工看，医院纪检监察部门作为监督机构，对日常经营活动进行监督，公立医院的监督权通常设在较高的管理层，是自上而下的监督方式，权力制约和监督的效率较高；而自下而上和平行监督则相对薄弱，往往难以奏效，这主要是监督体制上的原因。目前大多数医院存在着监督者受制于被监督者的问题，监督者与被监督者同时又是下级与上级的隶属关系，监督者缺乏必要的独立性和权威性，由监督的形式可知，自下而上或平行监督往往很难取得满意的效果，也就很难形成有效的监督，最后只能流于形式。

二、公立医院内部控制的定义

公立医院内部控制是指单位为实现控制目标，通过制定制度、实施措施和执行程序，对经济活动的风险进行防范和管控。

公立医院内部控制就是为实现安全、有效、可持续的运营目标，在公立医院内部采取自我调整、评价经济活动风险防范与管控的一系列方法、措施、程序的总称。公立医院在运行中发现的问题，应及时调整和完善，使各项制度、措施和程序在公立医院经济活动风险管控中发挥作用。

关于公立医院内部控制，强调以下几点：

其一，公立医院内部控制是一个过程，而不仅是规章制度。

其二，公立医院内部控制应该是全体部门的事情，而不仅是财务部门的事情，更是一把手工程。财务部门仅是一个牵头部门，主体责任仍是党政一把手。

其三，公立医院内部控制的客体应当是覆盖医院所有的活动，当前仅限于经济活动，未来随着业财融合的推进，以及公立医院运营管理的加强，会扩大到业务活动，形成全面内部控制。

其四，公立医院内部控制是医院经济活动和管理工作的全过程控制。

三、公立医院内部控制的原则

公立医院内部控制原则应符合卫生改革政策和《公立医院内部控制办法》规定和要求，根据医院自身的实际情况，建立并实施内部控制。

（一）全面性原则

全面性原则是指公立医院经济活动和管理工作的全过程控制。

除了财务风险、管理风险及医疗技术风险外，价格费用的合理性、患者对医疗服务态度的满意度、医务人员的责任心等都将成为公立医院的风险点。因此，公立医院内部控制应当作为一个全方位的整体，贯穿于医院管理和服务活动整个过程，覆盖所有的风险控制点。

（二）重要性原则

重要性原则要求内部控制在兼顾全面性的基础上，根据公立医院所处的行业环境和经营特点，重点关注重要的交易、事项和风险领域，尤其注意业务处理过程中的主要风险点，并对关键岗位进行重点监控，着力防范可能产生的重大风险。主要风险点是指在业务处理过程中一旦出现漏洞或差错就会给医院带来重大损失的高风险领域，关键岗位是医院经济活动中最容易发生舞弊和腐败的关键职位。

（三）制衡性原则

制衡性原则要求公立医院的岗位设置、权责分配、业务流程等方面形成相互制约、相互监督的机制，一是完成某个工作需要来自彼此独立的两个部门或人员协调运作、相互监督、相互制约、相互证明；二是完成某个工作需要经过互不隶属的两个或两个以上的岗位和环节，以形成监督制约机制。

（四）适应性原则

公立医院内部控制必须结合各种环境的变化和公立医院的现状不断优化和调整，而不应是一成不变的。具体体现在如下几个方面：一是建立和实施的内部控制要从本医院的实际情况出发，与本医院的组织层级和业务层级相匹配，与业务范围、经济活动的特点、风险水平和内外环境等相匹配；二是内部控制建设是一个不断优化、完善的动态过程，公立医院应当根据新的变化和要求及时完善制度、改进措施和调整程序。

（五）公益性原则

公立医院的经营目标是提供公平、高效的医疗服务，解决人民群众的基本就医问题，增进社会福利，体现了医疗卫生制度的公益性。公立医院应确保其公益性的主导地位。

四、公立医院内部控制的目标

（一）总目标

公立医院是为广大群众提供优质医疗服务的非营利性机构，公立医院内部控制的目标不应以追求经济效益为主，而应以社会效益为前提，以规范医院经济活动和业务活动有序运行为主线，突出规范重点领域、关键岗位的运行流程、制约措施建立与本单位治理体系和治理能力协调一致的内部控制体系，全面促进医院建设与发展。

（二）基本目标

1. 公立医院经济活动合法合规

公立医院的各项经济活动都必须符合国家法律、法规和相关政策要求，这是公立医院内部控制最基本的目标，也是医院建设的前提和基础。

2. 公立医院资产安全和使用有效

公立医院在经营过程中需要使用大量仪器设备以及卫生材料，这些资产是公立医院正常运转的物质基础和财力保障，资产安全和使用是公立医院各项工作正常开展的物质基础。

3. 公立医院财务信息真实完整

财务信息是对公立医院经济活动效率和效果的客观、综合的反映，包括预算草案、决算草案、预算执行情况报告和与医院经济活动相关的、能以货币计量的信息。编制和提供真实完整的财务信息是公立医院的法定义务。公立医院预决算编制和报表必须符合法律、法规，做到真实、准确、内容完整、报送及时。

4. 有效防范舞弊和预防腐败

防范舞弊和预防腐败是现阶段公立医院内部控制建设的重要目标，具有很强的现实针对性。公立医院应当进一步完善决策权、执行权和监督权三权分离的机制，建立事先防范、事中监督和事后惩治相结合的反腐倡廉机制，有效预防舞弊和腐败行为。

5. 提高公共服务的效率和效果

公立医院肩负着救死扶伤、为广大人民群众提供医疗保健服务的使命，是不以营利为目的、提供公共服务的公益性组织。为此，公立医院要充分发挥公共服务职能，加强医院内部控制管理，提高医院服务质量和服务水平。

五、公立医院内部控制的方法

公立医院内部控制的方法是指医院为实现发展与建设目标，针对医院经济活动制定的控制措施和程序。

公立医院内部控制的方法包括不相容岗位相互分离、内部授权审批控制、归口管理、预算控制、财产保护控制、会计控制、单据控制和信息内部公开。

（一）不相容岗位相互分离

不相容岗位是指从相互牵制的角度出发，不能由一人兼任的岗位。具体是：提出事项申请与审核审批该事项申请的岗位相分离、业务审核审批岗位与业务执行岗位相分离、业务执行岗位与信息记录岗位相分离、业务执行和审批岗位与内部监督岗位相分离等。

（二）内部授权审批控制

内部授权审批控制是公立医院根据常规授权和特别授权的规定，明确医院内部各部门、各单位、各岗位管理和业务办理的权限授予范围、审批程序和相应责任。内部授权审批控制是公立医院内部控制的重要方法，有助于医院最大限度地规避风险。

公立医院的授权应以法律、法规和医院的规章制度为依据，并以书面形式通知相关工作人员。相关人员应当在授权范围内行使职权、办理业务。与医院经济活动相关的重大事项应当集体研究决策，以保证决策科学性。

（三）归口管理

归口管理是指公立医院按照医院各个业务的属性与管理要求，结合不同事项的性质，在不相容岗位相互分离和内部授权审批控制的前提下，将同类业务或事项安排给一个部门机构或岗位进行管理的控制方法，便于医院业务流程化、规范化、专业化开展。

（四）预算控制

预算是指公立医院根据医院发展规划、年度计划编制的年度财务收支计划，由收入预算和支出预算组成。

预算控制是指公立医院为强化对经济活动的预算约束，使预算贯穿于经济活动的全过程。预算控制在公立医院的经济活动中发挥着事前计划、事中控制、事后反馈的作用。

（五）财产保护控制

财产保护控制是指公立医院在资产购置、配备、使用和处置过程中对资产予以保护，以确保资产安全和使用有效。

公立医院应该根据相关法律法规和本医院实际情况对资产进行分类管理，建立健全资产管理制度、资产控制制度和岗位责任制，实行资产管理全过程考核制，并与绩效和年度评优挂钩。

（六）会计控制

会计控制是指利用记账、对账、岗位职责落实和职责分离、档案管理等会计控制方法，确保医院会计信息真实、准确、完整。

公立医院加强会计控制内容包括：建立健全财会管理制度；加强会计机构建设，配备合格的会计人员；合理设置岗位，强化会计人员岗位责任制；加强会计档案的管理，明确会计凭证、会计账和财务报告处理程序等。

（七）单据控制

单据控制是指对公立医院经济活动中外部来源的报销凭证和医院内部形成的表单予以控制的方法。

单据控制可分为表单控制和票据控制。表单通常是指公立医院开展经济活动所形成的内部凭证，票据通常是指公立医院开展经济活动过程中在报销环节使用的外部凭证。

（八）信息内部公开

信息内部公开是指对某些与经济活动相关的信息，在单位内部的一定范围内，按照既定的方法和程序进行公开，从而达到加强内部监督，促进部门间沟通协调以及督促相关部门自觉提升工作效率的有效方法。

医院信息公开是指医院主动向社会公开其内部管理、医疗服务、财务状况等信息的一项制度安排。信息公开对于维护医院合法权益、提升医院形象、促进医院改进工作具有重要意义。

第二章　公立医院内部控制的组织机制

一、健全内部控制组织，明确责任分工

其一，成立内部控制项目小组。医院内部控制领导小组应由书记、院长担任组长，主管副院长担任副组长，其他领导人员和部门负责人担任成员，下设办公室，负责组织协调医院的内部控制工作，主要职责如下：

（1）负责医院内部控制日常工作；

（2）研究提出医院内部控制体系建设方案或规划，制定并更新内部控制管理制度和工作手册；

（3）研究提出全院重大经济活动决策、重大风险、重大事件和重要业务的内部控制工作；

（4）组织协调全院各部门之间的经济活动重大风险评估工作；

（5）提出经济活动风险管理策略和重大经济活动风险管理解决方案；

（6）组织协调各职能部门或岗位整改计划的实施；

（7）组织协调全院内部控制的其他有关工作。

其二，医院各内设机构是内部控制的具体执行机构，积极配合医院内部控制建设领导小组办公室建立和实施内部控制，并与医院内部控制建设领导小组办公室之间定期沟通和相互协调，主要职责如下：

（1）配合医院内部控制建设领导小组办公室对本部门相关的经济活动进行流程管理和风险评估；

（2）对科室的内部控制措施和方案提出意见和建议；

（3）执行医院内部控制管理制度，落实内部控制的相关要求；

（4）对本部门实施内部控制进行日常监控；

（5）做好内部控制执行的其他工作。

二、单位议事决策与关键岗位责任机制

医院内部控制管理围绕"制衡机制"的核心思想，实行决策、执行、监督相互分离的经济活动管理机制。在经济活动决策方面，对于全院"三重一大"等重大事项实行集体决策制度，由办公会、党委会或职代会集体讨论研究决定。在经济活动执行方面，通过建立内部控制管理关键岗位责任制，实行不相容岗位分离机制、关键岗位轮岗机制，加强内部审计、纪检监督等，确保全院各项经济活动的有效执行。

（一）集体研究决策机制

1. 集体研究决策议事规则与决策程序

医院集体研究决策议事主要通过办公会、党委会集体讨论决定。

（1）决策议事原则

①坚持集体领导、集体决策的原则。执行办公会、党委会议的议事规则和决策程序，重大事项必须由办公会、党委会集体讨论决定。

②实事求是的原则。党政班子成员应当充分发表个人意见，对研究的问题要有鲜明的态度。

③坚持民主科学决策的原则。办公会、党委会讨论决定重要事项时，要充分发扬民主，意见比较一致时，方可进行表决。对于意见分歧较大的议题，应当暂缓作出决定。会议决定多个事项时，应逐项进行表决。

④坚持党政班子集体领导和班子成员个人分工负责相结合的原则。书记主持党委全面工作，对党委工作负主要责任；院长主持行政全面工作，对行政工作负主要责任。

⑤坚持督查督办的原则。办公会、党委会决定的事项，由院办、党办负责工作落实情况的督查。

⑥坚持理论学习和联系实际的原则。坚持和完善党委会集体学习制度。

⑦坚持办公会、党委会及其成员内部监督的原则。积极探索党支部定期例会制,充分发挥党支部的作用,建立党支部委员对党委会工作进行评议监督制度。

（2）决策议事程序

①提出预案。院长、书记根据有关规定和工作需要,在充分听取班子成员意见的基础上,确定办公会、党委会会议议题。预案通常由相关职能科室提出,报院长、书记审核同意,提请办公会、党委会研究决定。

②科学论证。凡涉及重大决策、重大项目、干部任用、群众切身利益等问题时,党政班子成员要深入实际调查研究和论证,充分听取意见和建议,坚持从实际出发,科学决策。

③沟通酝酿。会议议题和有关材料（除干部任免事项外）一般提前 1～2 天发给党政班子成员,以便预先熟悉情况准备意见,避免临时动议。

④召集会议。党、政会议分别由书记、院长主持,会议须有半数以上班子成员到会方能举行。

⑤议事和表决。会议先由分管领导或有关职能科室介绍预案的提出理由和具体情况,然后对议题进行讨论。与会人员对议题应当发表同意、不同意或者缓议等明确意见和理由,书记、院长最后发表意见,按照少数服从多数的原则形成决定。

⑥形成会议纪要。每次会议均作详细记录。以党委名义上报下发的文电,由党委书记签发;以单位名义上报下发的文电,由院长签发;书记、院长不在,由临时主持会议的班子成员审核签发。班子会议通过的决定、决议和文件或形成的纪要,经书记、院长同意,可在一定范围内通报或向社会公开。

2. 集体研究决策事项

医院集体研究决策事项见表 2-1 所示:

表 2-1 医院集体研究决策事项内容及形式表

序号	集体决策事项内容	集体决策形式
1	传达贯彻党的路线、方针、政策,国家法律、法规,上级指示、决定、报告和文件以及重要会议精神,提出贯彻落实的具体意见	办公会、党委会

续表

序号	集体决策事项内容	集体决策形式
2	审定医院经济和社会发展规划、计划、工作报告和年度考核报告的建议，有关医院预算、工资绩效分配和经济责任制原则的建议，规模较大的土地开发、融资合作、业务开发等项目安排，金额较大的财、物的使用，"三公"经费使用计划，重要民生问题以及医疗工作和改革发展稳定中的重大问题，干部人事管理权限内有关人员的录用、培养推荐、选拔任免、调整配备、考核、奖惩、聘用等事项；审定以党委和单位名义发出的重要文件；审定重要会议的报告或讲话	办公会、党委会、职代会
3	一般工作人员的接收、录用、分配、安置，以及编制和机构的拟定、报批	办公会、党委会
4	研究和决定对重大事件和突发性事件的处理办法。对重大突发事件和紧急情况，来不及召开党政班子会的，班子成员根据职责分工可临机处置，事后应及时向党政班子报告	办公会、党委会
5	党风廉政建设有关事项	党委会
6	单位和个人立功评奖的审批或推荐上报	办公会、党委会
7	召开党政班子民主生活会的有关事项	党委会
8	通报情况，交流工作意见等	办公会、党委会
9	研究审定医院预算、决算，讨论决定重大装备采购、专项资金使用、基本建设投资和全院改革发展工作等事项	办公会、党委会或职代会
10	财政预算资金的分配，大额资金的使用，重大项目的投入	办公会、党委会
11	研究决定应该由领导班子讨论决定的其他事项	办公会、党委会

三、三权分离

三权分离是指医院经济活动过程中涉及的决策权、执行权和监督权归属到三个不同的机构或岗位，达到权力制衡的效果，实现科学决策、有序进行和有效监督的基本保障。具体事项简要列示见表 2-2：

表2-2 医院三权分离简表

业务名称	子业务名称	业务环节	决策/审批	执行	监督
预算业务	一	编制	院领导、办公会、党委会	财务部	各科室
	一	追调	院领导、办公会、党委会	财务部	各科室
	一	执行	院领导、办公会、党委会	各科室	财务部、审计部、纪检办
	一	决算	院领导、办公会、党委会	财务部	审计部
收支业务	一	收入	院领导、办公会、党委会	各科室、财务部	审计部、纪检办
	一	支出	院领导、办公会、党委会	各科室	财务部、审计部、纪检办
采购业务	其他采购	预算与计划	院领导、办公会、党委会	各科室	财务部
		采购实施	院领导、办公会、党委会	采购部门	审计部、纪检办
		验收付款	主管院领导	仓库、后勤保障部	财务部、审计部、纪检办
	药品及医用材料采购	预算与计划	院领导、办公会、党委会	各科室	财务部
		采购实施	院领导、办公会、党委会	药学部	审计部、纪检办
		验收付款	主管院领导	各库房、药学部	财务部、审计部、纪检办
资产管理	固定资产	出租	院领导、办公会、党委会	后勤保障部	财务部、审计部、纪检办
		处置	院领导、办公会、党委会	后勤保障部	财务部、审计部、纪检办
	对外投资	一	院领导、办公会、党委会	财务部	审计部、纪检办

续表

业务名称	子业务名称	业务环节	决策/审批	执行	监督
资产管理	货币资金及账户	—	主管院领导	出纳	财务部主任、会计、纪检办
建设项目	基本建设项目	立项	院领导、办公会、党委会	基建办	纪检办
		招标	院领导、办公会、党委会	基建办	审计部、纪检办
		实施	院领导、办公会、党委会	基建办	审计部、纪检办
		变更	院领导、办公会、党委会	基建办	审计部、纪检办
		竣工	院领导、办公会、党委会	基建办	审计部、纪检办
合同管理	—	合同订立	院领导、办公会、党委会	合同经办科室	财务部、纪检办
	—	合同执行	院领导、办公会、党委会	合同经办科室	财务部、纪检办
	—	合同归档	院领导	院办档案室	合同经办科室

四、内部控制关键岗位责任机制

内部控制关键岗位是指在医院内部管理、业务开展、对外服务过程中需关键技能，对院职能履行起重要作用，与院管理目标的实现密切相关的重要岗位的总称。其主要包括预算业务管理、支出管理、收入管理、采购管理、资产管理、建设项目管理、合同管理及内部监督等经济活动的关键岗位。

内部控制关键岗位工作人员具备条件的，每三年进行一次轮岗，不具备条件的不定期接受纪检办的监督检查，以及审计部的专项审计。具体的岗位名称及职责如表 2-3：

表 2-3　关键岗位职责表

关键岗位名称	隶属部门	直属上级	岗位职责
预算管理岗	财务部	财务部主任	①负责全院年度预算编制、指标平衡、资料收集、汇总上报； ②统筹平衡全院资金分配，分解下达预算控制数； ③负责年中预算的追加、调整工作； ④负责全院财政预算资金的下达； ⑤负责年度预算及重大项目的信息公开
会计岗	财务部	财务部主任	①负责医院会计账务记录，监督医院项目执行情况，包括各部门的支出报销单据，编制记账凭证，装订、保管会计凭证，登记、保管会计账簿； ②负责医院财务报表、年终财务决算报表及其报告的编制与报送工作； ③负责医院重大项目的财务决算工作，分析医院决算运行结果等
出纳及账户岗	财务部	财务部主任	①负责医院现金、支票管理、请款报告、票据等凭证审核； ②负责保管票据，建立票据台账，并做好票据台账的登记工作； ③负责支票接收、开具、保管工作；负责医院项目及日常资金的支付； ④负责医院银行账户申立、核销及日常管理； ⑤保管医院现金、银行存款，及时建立登记账簿，做到账款相符
稽核岗	财务部	财务部主任	①审核原始凭证和记账凭证的签章是否完整，审核原始凭证的合法性、真实性、完整性； ②审核、检查票据使用是否合法合规，号码是否衔接，已使用票据是否及时交收入核算会计入账等情况； ③审核会计系统中的核算电子凭证、账簿登记、会计报表编制是否正确； ④检查和监督院核算制度的执行情况

续表

关键岗位名称	隶属部门	直属上级	岗位职责
票据管理岗	财务部	财务部主任	①负责按行政事业性收费票据的规章制度相关条款采购各类票据并妥善保管，按收费项目和票据的性质分别设立《票据管理登记本》；②负责指导票据使用人正确使用和填写各类票据；③负责对已使用的票据记账联逐一进行核销，检查相关手续是否符合规定；对回收的发票和收据存根，做到认真审核，按规定保管；④盘点检查票据领用存情况，对已领用而未核销的发票和收据进行追询核对；⑤负责完成一年一度的票据的年检工作
采购岗	药学部、后勤保障部	药学部、后勤保障部主任	①在主管院长领导下，负责全院的药械采购、供应、调配等工作；②负责做好医院药事管理委员会的日常工作；③负责药品的供应管理工作，做好药品质量管理；④加强药事管理方面工作的具体落实；⑤严格执行"金额管理、数量统计、实耗实消"的经济管理办法
资产管理岗	后勤保障部	后勤保障部主任	①负责全院资产的登记、出租、出借、调剂、调拨和处置管理；②定期组织开展资产对账和清查盘点，出具资产管理分析报告
合同管理岗	院办公室	院办公室主任	对所签订合同进行编号、归档，建立合同管理台账
建设项目管理岗	基建办	基建办主任	①负责全院项目立项报批、规划设计及评审、项目报规报建等工作的审核管理；②依据相关法律、法规，对工程项目履行好建设方管理职责，对建设项目进行全程、全方位监管
内部监督岗	审计部	审计部主任	①负责定期或不定期检查全院内部制度和机制建立与执行情况，以及内部控制关键岗位及人员的设置情况；②监督全院内部控制建立和执行情况，监督业务层面内部控制建立和执行情况

五、会计机构与财务报告

会计控制是指利用会计信息对资金运动进行的控制。会计控制并非由会计部门独立完成，需结合各部门的间接控制与会计部门的直接控制。

（一）会计机构设置

医院应根据国家法律、法规、规章要求设置财务部。财务部主要通过采取预算控制、单据控制、程序控制与授权审批等控制手段规范会计行为，提高会计信息质量，保护财产安全完整，保证法律法规规章制度的贯彻执行，以达到"管理有责、决策有用"的会计目标。

（二）财务报告规定

医院财务报告是指医院按照有关法规和财政财务管理要求编制和报送的，反映全院在一定时期财务状况和预算执行结果的总结性书面文件。具体包括财务报表、报表附注和财务情况说明书等。

财务报告由医院财务部负责，须按国家统一的规定格式编制，不得漏报或任意取舍。

财务报告须在规定时间内报送，报送前应当经医院财务部主任、主管财务院领导审核和院长审批。财务报告经签字并盖章后，方能按规定程序和要求向主管部门报送。

六、评价与监督

审计部是医院内部控制建立和实施的监督机构，负责对内部控制的建立和运行情况进行检查和评价，及时发现内部控制管理中的问题并加以改进，确保全院内部控制体系的有效运行。

审计部主要职责如下：

（1）研究制定内部控制相关的管理制度；

（2）对内部控制的建立和执行情况进行监督检查和自我评价，并提出改进

意见或建议;

（3）督促落实内部控制的整改计划和措施。

七、信息系统

医院建立了以财务管理软件、成本管理软件、小工资管理软件、医院信息管理系统（医院 HIS 系统）等为平台的管理信息系统，并针对所覆盖的业务流程、内部控制的不相容岗位与职责，在系统中分别设立独立的账户名称和密码，明确了操作权限等级。

为充分运用现代科学技术手段加强内部控制，医院应进行内部控制手册制定工作，并进行信息系统的模块升级，根据内部控制建设流程梳理与完善的结果建立与完善信息系统，将全部经济活动与流程嵌入医院信息系统中，通过自动控制来提高控制的效率与准确性。

八、风险清单

风险清单包括工作组织、内部建设、内部管理制度风险、关键岗位管理和财务报告风险。

表 2-4　公立医院风险清单表

风险层次	风险类别描述	风险级别
内部控制	未确定内部控制职能部门或牵头部门，导致内部控制工作无法开展	高
工作组织	未建立医院各科室、各部门在内部控制中的沟通协调和联动机制，导致内部控制无法有效执行	高
内部控制机制建设	经济活动的决策、执行、监督未能有效分离，导致出现利益冲突，影响内部控制整体有效性	高
	内部机构权责不对等，导致无法履行职责或者职权被滥用	高
	未建立健全议事决策机制，导致决策失误	高
	未建立健全岗位责任制，导致职责不清	中

续表

风险层次	风险类别描述	风险级别
内部管理制度风险	未建立健全内部监督等机制，导致缺乏有效监督，控制执行不到位，甚至出现舞弊行为	中
	内部管理制度不健全，导致经济业务活动无章可循	高
	内部管理制度未能有效执行，导致单位产生经济损失或者名誉损失	高
关键岗位管理风险	内控关键岗位工作人员的培训、评价机制不健全，导致关键岗位人员无法胜任，造成工作失误	高
	未建立内控关键岗位工作人员轮岗等机制，导致道德风险加大，甚至出现舞弊	中
财务报告风险	未按照国家统一制度对经济业务事项进行账务处理，导致会计处理不合规，并受到财政部门处罚	极高
	未按照国家统一的会计制度编制财务会计报告，导致财务报告信息披露有误	极高

第三章 公立医院风险评估

一、公立医院风险评估概述

（一）风险的定义及分类

1. 风险的定义

风险指未来的不确定性对全院实现目标的影响，包括全院经济活动合法合规、资产安全和使用有效、财务信息真实完整、有效防范舞弊和预防腐败、提高医疗服务的效率和效果等具有影响的风险。

2. 风险的分类

医院面临的风险可分为单位层面风险和业务活动层面风险。

3. 单位层面风险

单位层面风险包括组织架构风险、经济决策风险、人力资源风险。

4. 业务活动层面风险

医院经济活动业务层面的风险主要包括预算管理风险、收支管理风险、政府采购管理风险、资产管理风险、建设项目管理风险、合同管理风险以及其他风险。

（二）风险评估定义

风险评估是识别及分析影响全院控制目标实现的因素的过程，是风险管理的基础。在风险评估中，既要识别和分析对实现控制目标具有阻碍作用的风险，也要发现对实现目标具有积极影响的机遇。医院风险评估流程所涉及的主要工作包括风险识别、风险评估和风险应对。

公立医院风险评估由下列部门执行：

领导机构：医院风险评估工作领导小组

主责部门：医院内部控制建设领导小组办公室

配合部门：财务部、审计部、纪检办及各职能科室等相关部门

二、公立医院控制目标

其一，识别与全院控制目标相关的风险。

其二，根据风险分析结果，制定风险应对策略，将风险控制在可控范围内。

其三，提升全院整体对风险的承受能力以及业务层面的可接受风险水平。

三、公立医院风险点

其一，风险管理初始信息收集不全面、不正确，可能影响单位风险评估的准确性。

其二，风险评估的参与者业务能力不熟悉、专业能力弱，可能对风险评估的预期效果产生影响。

其三，缺乏一套完整、科学的风险评估规避体系，导致应对风险的决策主观性强、风险防御性差。

四、公立医院部门职责分工

（一）领导机构

医院风险评估工作领导小组是全院风险评估工作的领导机构，由院长任组长，成员包括分管主责部门与配合部门的院领导和各部门负责人。日常工作由院内部控制建设领导小组办公室负责，其职责主要包括：

（1）批准风险评估工作方案；

（2）批准风险评估整改方案；

（3）决定全院风险管理工作中的重大事项；

（4）指导、监督风险评估各部门的工作。

（二）主责部门

医院内部控制建设领导小组办公室在风险评估流程中的主要职责如下：

（1）收集与风险评估相关的信息、资料，并进行分析研究；

（2）拟定风险评估工作方案，报医院风险评估工作领导小组批准；

（3）负责具体实施全院的风险评估工作，协调各相关部门在风险评估工作中的关系；

（4）负责指导和监督各部门开展风险评估工作；

（5）汇总风险评估结果，制定整改方案，形成风险评估工作报告并向医院风险评估工作领导小组汇报。

（三）配合部门

医院其他各部门在风险评估工作中，应接受医院内部控制建设领导小组办公室的组织、协调、指导和监督，主要履行以下职责：

（1）按照风险评估方案的要求，开展本部门的风险评估工作；

（2）提出针对本部门的风险评估结果的整改措施；

（3）做好本部门风险管理信息收集及传递工作。

五、公立医院风险评估程序及标准

（一）初始信息收集

财务部及各配合部门广泛、持续不断地收集与医院风险和风险管理相关的内外部初始信息，包括历史数据和未来预测，把收集初始信息的职责分工落实到各部门具体责任人。重点收集预算管理、财务收支、政府采购、资产管理、建设项目管理以及合同管理等方面的信息。

（二）风险识别和评估

风险识别是指查找医院各项重要经济活动及其重要业务流程中存在的影响

控制目标实现的风险和机遇的过程。

1. 风险发生的可能性

对风险发生可能性分析可以根据风险的具体情况，采用定性及定量评估方法。风险发生的可能性可划分为五个级别，分别是极低、低、中等、高、极高，依次对应 1—5 分。具体的划分标准如表 3-1 所示：

表 3-1　风险发生的可能性评估标准表

评估方法	评估标准	风险发生的可能性				
		极低（1）	低（2）	中等（3）	高（4）	极高（5）
定性方法	针对日常运营中可能发生的潜在风险	一般情况下不会发生	极少情况下才发生	某些情况下发生	较多情况下发生	常常会发生
	适用于大型灾难或事故	今后10年内发生的可能少于1次	今后5~10年内可能发生1次	今后2~5年内可能发生1次	今后1年内可能发生1次	今后1年内至少发生1次
定量方法	适用于可以通过历史数据统计出一定时期内风险发生概率的风险	发生概率为10%以下	发生概率为10%~30%	发生概率为30%~70%	发生概率为70%~90%	发生概率为90%以上

2. 风险影响程度

风险影响程度是指风险事件的发生对医院所造成的影响的广度与深度，对于风险影响程度同样划分五个级别，分别为极低、低、中等、高、极高，依次对应 1～5 分。对风险事件所造成的影响主要从财务收支、日常管理、法律法规的遵循三个方面考虑。具体的划分标准如表 3-2 所示：

表 3-2　风险影响程度评估标准

评估方法	评估标准	风险影响程度				
		极低（1）	低（2）	中等（3）	高（4）	极高（5）
定量方法	财务收支方面的损失金额	轻微的财务损失（小于1万元）	较低的财务损失（1万元到5万元）	中等的财务损失（5万元至10万元）	重大的财务损失（10万元至100万元）	极大的财务损失（大于100万元）

续表

评估方法	评估标准	风险影响程度				
		极低（1）	低（2）	中等（3）	高（4）	极高（5）
定性方法	日常管理方面	对全院日常管理或全院的控制目标有轻微影响，情况立刻得到控制	对全院日常管理或全院的控制目标有轻度影响，情况经过内部协调后得到控制	对全院日常管理或全院的控制目标有中度影响，情况需要外部支持才能得到控制	对全院日常管理或全院的控制目标有严重影响，情况失控，但对全院无致命影响	对全院日常管理或全院的控制目标有重大影响，情况失控，给全院带来致命影响
	法律法规遵循方面	可能存在轻微违反法规的问题	违反法规，伴随着少量的罚款或诉讼的损失	违反法规，导致监管部门、司法机构的调查或诉讼；伴随着一定的罚款或诉讼的损失	严重违反法规，导致监管部门、司法机构的调查和较大的诉讼；伴随着较大的罚款或诉讼的损失	严重违反法规，导致监管部门、司法机构的调查和重大诉讼、行政、经济处罚，或非常严重的集体诉讼

（三）风险应对策略

对于已识别的风险，根据评估产生的影响程度，医院可采取承担、降低、分担和规避的应对策略。

风险承担策略是指医院对风险承受度之内的风险，在权衡成本效益之后，不准备采取控制措施降低风险或者减轻损失的策略。

风险降低策略是指医院在权衡成本效益之后，准备采取适当的控制措施降低风险或者减轻损失，将风险控制在风险承受度之内的策略。

风险分担策略是指医院准备借助他人力量，采取业务分包等方式和适当的控制措施，将风险控制在风险承受度之内的策略。

风险规避策略是指通过评估后，风险造成的损失超出整体风险承受能力或者业务层面的可接受风险水平，医院必须采取措施直接拒绝承担该种风险，积极安排各项防范措施以规避风险。

（四）风险评估操作流程

风险评估工作由医院内部控制建设领导小组办公室牵头负责，于每年第一季度制订全年风险评估工作计划，报医院风险评估工作领导小组审核，院长批准后执行。

医院内部控制建设领导小组办公室负责对风险评估过程中出现的各类问题进行解释与指导，确保各部门及时完成本部门的风险评估工作。内部控制工作小组于每年第二季度之前完成对各部门风险评估结果的汇总整理，并形成单位年度风险评估工作报告草案，报风险评估工作领导小组审议。

医院风险评估工作领导小组各成员应对风险评估工作报告草案认真分析研究，并召开会议对报告草案提出正式审议意见，审议未通过的由医院内部控制建设领导小组办公室负责重新修订后再次报审。审议通过的应当出具会议决议，提请预算管理委员会批准后，作为完善内部控制的依据。

纪检办定期对风险管理工作实施情况和有效性进行监督和检查，提出调整或改进建议，出具《风险监控分析报告》。

六、公立医院风险评估的重点关注事项

（一）单位层面风险

单位层面风险指医院面临的对全院经济活动具有综合影响的所有重大的不利因素和有利因素，应重点关注以下方面：

其一，内部控制工作的组织情况。包括是否确定内部控制职能部门或牵头部门；是否建立全院各部门在内部控制中的沟通协调和联动机制。

其二，内部控制机制的建设情况。包括经济活动的决策、执行、监督是否实现有效分离；权责是否对等；是否建立健全议事决策机制、岗位责任制、内部监督等机制。

其三，内部管理制度的完善情况。包括内部管理制度是否健全；执行是否有效。

其四，内部控制关键岗位工作人员的管理情况。包括是否建立工作人员的培训、评价、轮岗等机制；工作人员是否具备相应的资格和能力。

其五，财务信息的编报情况。包括是否按照国家统一的会计制度对经济业务事项进行账务处理；是否按照国家统一的会计制度编制财务会计报告。

（二）业务层面风险

业务层面风险指医院进行经济活动时所面临的不确定因素，应重点关注以下方面：

其一，预算管理情况。包括在预算编制过程中医院内部各科室间沟通协调是否充分，预算编制与资产配置是否相结合，与具体工作是否相对应；是否按照批复的额度和开支范围执行预算，进度是否合理，是否存在无预算、超预算支出等问题；决算编报是否真实、完整、准确、及时等。

其二，收支管理情况。包括收入是否实现归口管理，是否按照规定及时向财会部门提供收入的有关凭据，是否按照规定保管和使用印章和票据等；发生支出事项时是否按照规定审核各类凭据的真实性、合法性，是否存在使用虚假票据套取资金的情形等。

其三，政府采购管理情况。包括是否按照预算和计划组织政府采购业务；是否按照规定组织政府采购活动和执行验收程序；是否按照规定保存政府采购业务相关档案等。

其四，资产管理情况。包括是否实现资产归口管理并明确使用责任；是否定期对资产进行清查盘点，对账实不符的情况及时进行处理；是否按照规定处置资产等。

其五，建设项目管理情况。包括是否按照概算投资；是否严格履行审核审批程序；是否建立有效的招投标控制机制；是否存在截留、挤占、挪用、套取建设项目资金的情形；是否按照规定保存建设项目相关档案并及时办理移交手续等。

其六，合同管理情况。包括是否实现合同归口管理；是否明确应签订合同的经济活动范围和条件；是否有效监控合同履行情况；是否建立合同纠纷协调机制等。

第四章 公立医院预算管理控制

一、公立医院预算管理概述

预算是指医院开展经济活动，预先对一个年度内财务管理收支活动作出全面安排的计划，是进行收支核算、执行财务收支的依据。医院的经费预算必须根据国家财政有关政策、医院发展规划及近年业务收支的增长速度，并考虑有关因素，按照"核定收支、定项补助、超支不补、节余按规定使用"的原则进行编制。

预算由收入预算、支出预算组成。收入预算包括财政拨款收入、事业收入、经营收入和其他收入等内容。支出预算包括基本支出、事业支出、项目支出和经营支出等内容。

医院预算控制主要由决策机构、主责部门及协作部门组成，其中，决策机构为预算管理委员会，主责部门为财务部，各职能科室予以协作。

二、公立医院预算控制目标

其一，各部门间沟通协调充分，预算与资产配置密切结合，预算与工作任务相适应，做到程序规范、方法科学、内容完整，项目落实，数据准确。

其二，根据批复预算严格安排各项支出、指标分解审批下达，保障基本需求；项目支出与项目进度相协调，充分发挥预算对医院发展及经济活动的管控作用。

其三，建立预算执行分析机制，定期通报预算执行情况，分析存在问题，提出改进建议，提高执行的有效性，杜绝无预算、超预算支出等事项发生。

其四，确保决算真实、完整、准确、及时，分析预算执行问题，强化决算全面有效，决算分析结果与单位预算相互反映、相互促进。

其五，做到预算编制有目标、预算执行有监控、预算完成有评价、评价结果有反馈、反馈结果有应用。

◎ 三、公立医院预算控制管理权限

预算管理流程各环节权限如表 4-1 所示：

表 4-1　预算管理流程各环节权限表

预算管理事项		权限人及权限						
		经办部门负责人	财务部主任	审计部主任	主管业务副院长	主管财务院领导	院长	预算管理委员会/职代会
项目申报	项目申报文本编制	审核	—	—	—	—	—	—
	项目立项审核	审核	审核	—	审批	—	—	审议
预算编审	年度预算编制方案	审核	审核	—	—	—	—	审议
	项目预算申请	审核	审核	—	审批	—	—	
	年度预算草案	审核	审核	—	—	审核	审定	审议
预算执行与分析	预算执行流程	审核	审核	—	审批	审批	审批	审议
	预算分析报告	审核	审核	—	审阅	审批	审批	审议
预算调整与追加	预算调整	审核	审核	—	审核	审核	审批	审议
	预算追加	审核	审核	—	审核	审核	审批	审议
决算	决算报表	审核	审核	审阅	—	审批	审批	审议
	年度决算报告	审核	审核	审阅	审阅	审批	审批	审议
预算考核	制定考核标准	—	—	审核	审核	审核	审批	审议
	考核结果	参与	审核	审核	审核	审核	审批	审议

四、公立医院预算控制的部门及岗位职责

（一）决策机构：预算管理委员会／职代会

（1）审议医院与预算相关的管理制度、办法，监督管控机制和考核标准；

（2）审定医院预算定额标准；

（3）审定年度预算编制方案；

（4）审议年度预算草案；

（5）审核预算调整方案，审批职责范围内的预算外支出及超预算支出申请事项；

（6）审议预算执行情况分析报告；

（7）审议医院决算报告；

（8）审议预算考核意见、处理方案。

（二）主责部门：财务部

（1）预算管理制度拟定工作。根据医院的年度经营计划，制定、修改医院的预算政策、预算管理的具体措施和办法，并监督执行；

（2）预算编制工作。向其他部门传达预算的编制方针、程序，具体指导各部门的预算编制；根据预算的编制原则，平衡各部门的财务预算，制定医院的预算草案；负责年中预算追加、调整工作；

（3）部门预算批复。负责医院预算资金的下达；

（4）项目预算评审。配合相关业务科室完成项目编制预算的评审；

（5）预算公开。负责年度预算及重大项目的信息公开。

（三）协作部门

1. 审计部／纪检办

（1）负责制定医院预算考核标准及相关考核细则；

（2）依据年度预算执行情况及决算报告，制定医院的预算考核意见、处理方案，并报预算管理委员会审议；

（3）负责财政年度绩效评价及部门自评绩效评价项目的组织工作；监督检

查绩效考评提出问题的整改落实情况；

（4）对医院预算管理机制进行日常监督，对所发现的内部控制缺陷进行评价，提出改进建议。

2.其他各科室

（1）配合财务部做好预算的编制工作；

（2）具体负责本部门年度预算的编制、执行、控制、分析等工作，严格执行经批复的预算，加强预算自律，严格控制预算外行为；

（3）配合审计部做好预算考核工作。

五、公立医院预算控制流程

医院预算控制流程主要涉及项目申报、预算编审、预算执行与分析、预算追加与调整、决算、预算绩效考核等内容。

（一）项目申报

①流程描述

表4-2　项目申报流程表

环节	流程描述	输出要求
项目申报文本编制	经办人根据相关文件编制项目申报文本（医院主要指建设或大型医疗设备购置专项）	项目申报文本
项目申报文本审核	经办部门负责人对项目申报文本进行审核	项目申报文本
项目立项审核	经办部门根据所申报项目的性质，上报上级主管部门进行统筹审核	立项审批表
项目立项审核	上级主管部门审核通过后报财务部对项目预算内容与结构进行审核	立项审批表
项目立项审核	报主管院领导审核	立项审批表
项目立项审核	重大项目提交预算管理委员会审议	会议纪要

②流程图

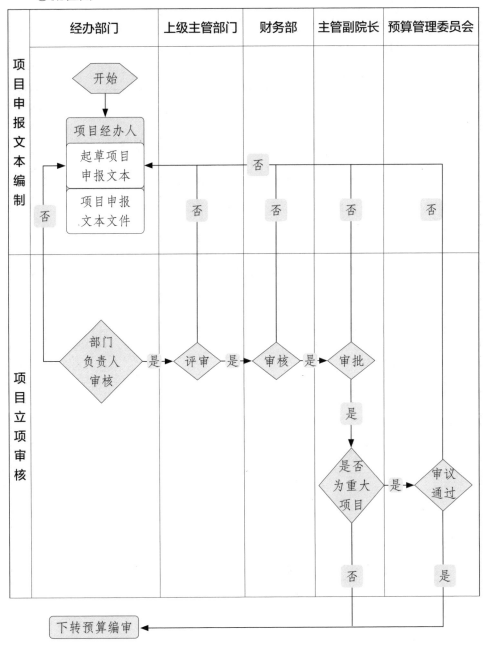

图 4-1　项目申报流程图

（二）预算编审

1. 预算编审（一上一下）子流程

①流程描述

表4-3　预算编制（一上一下）流程表

环节	流程描述	输出要求
预算编制	省财政厅和上级主管单位下发预算编制通知及预算通知控制数	预算通知控制数
	财务部对各科室部署预算编报工作	预算编报部署文件
	各职能科室根据医院工作目标，结合自身特点以及对预算期内业务开展情况进行预测，提出本部门具体预算方案并申报，经部门负责人审核	部门预算表
预算审核	财务部汇总各职能科室的预算，形成医院预算表	全院预算表
	主管财务院领导审核	全院预算表
	提交预算管理委员会/职代会审议通过后报上级主管单位	全院预算表
	上级主管单位审核提交的全院预算表，依据财政厅的审核，及时下达预算控制数	预算控制数

②流程图

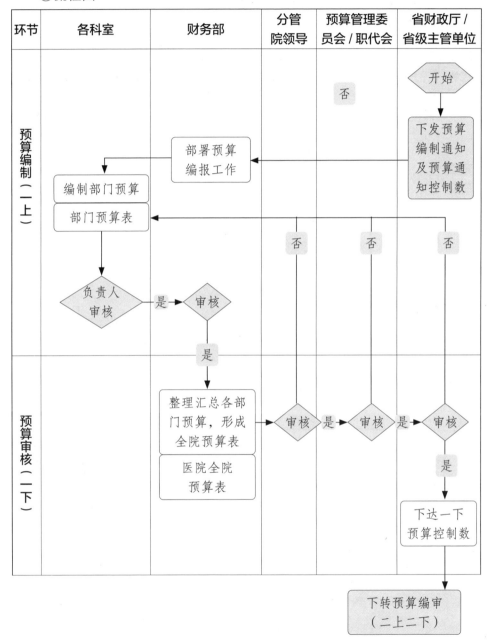

图 4-2 预算编审（一上一下）流程图

2. 预算编审（二上二下）子流程

①流程描述

表4-4　预算编审（二上二下）流程表

环节	流程描述	输出要求
预算调整	财务部预算管理岗在控制数基础上分解、细化预算控制数，报财务部主任审核，形成各科室控制数	医院预算控制数
	分管财务院领导对各科室的控制数方案进行审核批准	医院预算控制数
	各科室在预算控制数范围内，进行预算细化调整，形成各科室预算草案，负责人审核	各科室预算草案
预算批复	财务部主任审核预算管理岗汇总形成的医院预算草案	全院预算草案
	分管财务院领导审核	全院预算草案
	预算管理委员会/职代会审议通过后，报上级主管单位及财政部门	全院预算草案
	上级主管单位及财政部门依据规定程序审批上报的预算草案，将批复后的正式预算下达单位	预算指标下达通知

②流程图

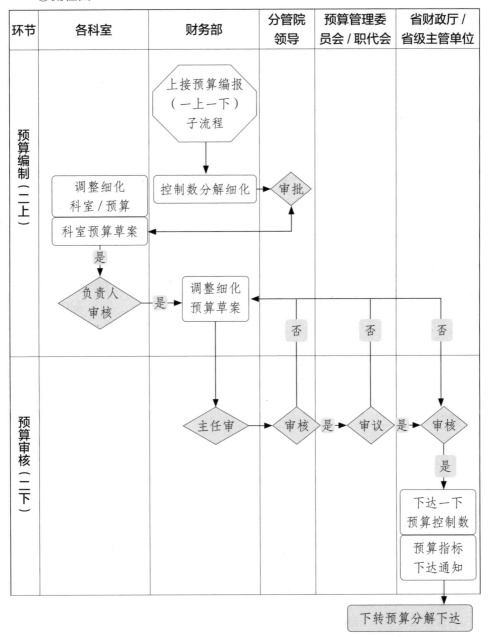

图 4-3 预算编审（二上二下）流程图

（三）预算分解下达

①流程描述

表4-5　预算分解下达流程表

环节	流程描述	输出要求
预算分解	财务部预算管理岗将上级主管单位与财政部门下达预算指标分解、细化，形成各科室的预算指标，经财务部主任审核	各科室的预算指标
	将预算指标报分管财务院领导审核	预算指标
	报预算管理委员会审议通过，以明确各部门权利、义务	预算指标
预算下达	财务部下达各科室年度预算指标	预算指标下达文件
	各科室收到正式预算批复，进入预算执行环节	各科室的预算指标

②流程图

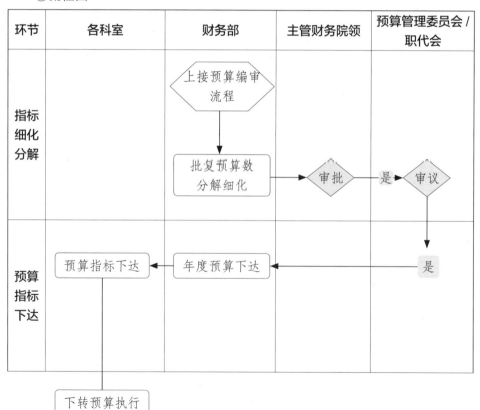

环节	各科室	财务部	主管财务院领	预算管理委员会 / 职代会
指标细化分解		上接预算编审流程 → 批复预算数分解细化	审批	是 → 审议
预算指标下达	预算指标下达	年度预算下达		是

下转预算执行

图4-4　预算分解下达流程图

（四）预算调整或追加

①流程描述

表 4-6　预算调整或追加流程表

环节	流程描述	输出要求
预算追调申请	各科室在预算执行中遇到特殊紧急情况，在预算不足的情况下，按规定的预算追加调整程序，提出预算追加调整申请，由部门负责人审核	预算追加调整申请报告
	财务部预算编制岗汇总各科室预算追加调整申请，编制预算调整方案，报财务部主任审核	预算追加调整申请报告
	报分管财务院领导审核	预算追加调整申请报告
	提交预算管理委员会审议	预算追加调整申请报告
预算追调审批	上级主管单位与财政部门审批，下达预算追加调整批复	预算追加调整数

②流程图

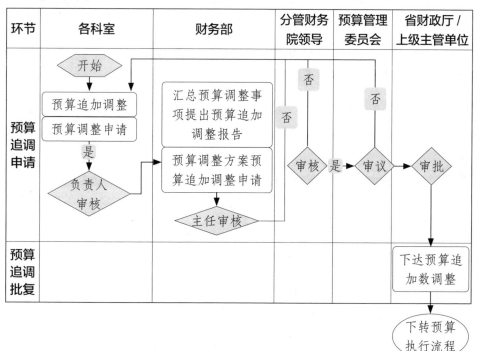

图 4-5 预算追调或追加流程图

（五）预算执行

各科室应将批复预算作为预算期内全部业务活动的基本依据，按照批复的预算安排各项支出，财务部在审核时应严格对照预算批复，无预算不支出。对于增收现象，要从患者负担水平、物价上涨因素和收费标准执行情况查找原因，并将分析报告上报院领导。对于超支现象，要区分正常超支和浪费超支，正常超支建议院领导批准追加支出，浪费超支要采取措施严格控制。预算执行完毕后，按要求及时形成预算执行反馈和差异分析报告，月度提交预算执行报告反馈给各部门，季度提交预算差异分析报告给预算管理委员会。

（六）决算

①流程描述

表4-7　决算流程表

环节	流程描述	输出要求
决算编制	各科室按要求与财务部对资金和物资的核对，报负责人审核	财产物资核对表
	财务部汇总各科室核对表，清理核对无误后编制医院决算报告，报财务部主任审核	财务决算报告
决算审核	分管财务院领导审核	财务决算报告
	院长审批	财务决算报告
	上预算管理委员会/职代会讨论并审议	财务决算报告
	财务部将年终决算数据报上级主管单位	财务决算报告

②流程图

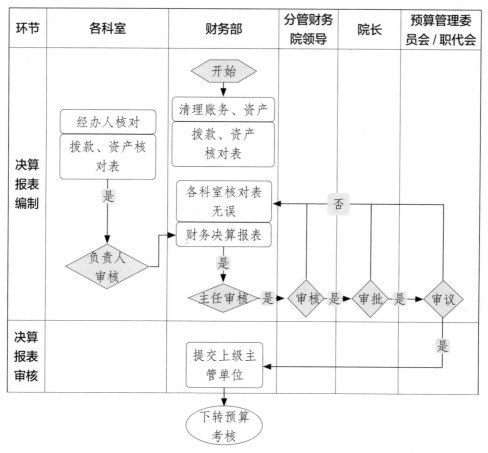

图 4-6　决算流程图

（七）预算绩效考核

①流程描述

表 4-8　预算绩效考核流程表

环节	流程描述	输出要求
制定考核标准	审计部制定考核指标，由负责人审核	考核指标
	分管财务院领导审核	考核指标
	分管业务院领导审核	考核指标
	提交预算管理委员会审议	考核指标

续表

环节	流程描述	输出要求
考核过程	由财务部计算各科室预算执行情况，提交预算考核报告	预算考核报告
	交审计部审核；下发经最终审议以后的考核结果	年度预算考核意见
	分管财务院领导审核	年度预算考核意见
	分管业务院领导审核	年度预算考核意见
	提交预算管理委员会审议	年度预算考核意见

②流程图

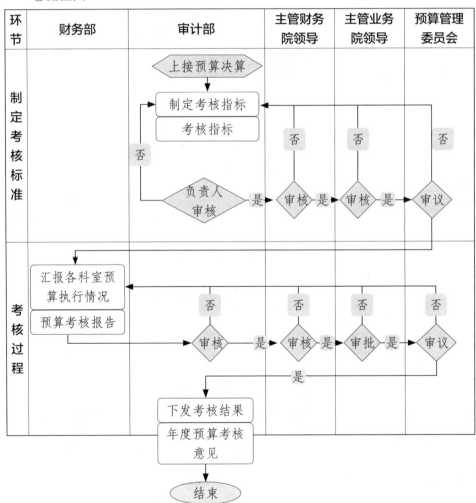

图 4-7　预算绩效考核流程图

六、公立医院预算流程风险

表4-9 公立医院预算流程风险表

风险编号	风险点	风险点描述	风险类别	风险级别	风险控制责任岗位（部门）
YSGL 01	项目立项审核风险	项目立项审核不严谨，导致项目立项依据不充分	管理	中	经办部门
YSGL 02	预算编制风险	预算编制程序不规范，可能导致预算不准确，脱离实际	管理	中	财务部
YSGL 03	预算编制风险	预算编制方法不科学，可能导致预算编制效率低下，预算数据错误	管理	中	经办部门
YSGL 04	预算编制风险	预算审核批准责任不清晰，标准不明确，可能因重大差错、舞弊，单位资源错配、形成资源浪费	管理	中	预算管理委员会
YSGL 05	预算编制风险	预算内容不完整，存在重大遗漏，可能导致无法完成单位重要工作目标	管理	中	财务部
YSGL 06	预算编制风险	预算审批与下达程序不规范，方法不科学，可能导致预算权威性不足，执行力不够	管理	中	财务部
YSGL 07	预算编制风险	预算编制与具体工作脱节，导致预算流于形式，无法有效执行	管理	中	经办部门
YSGL 08	预算执行风险	不按照批复的额度和开支范围执行预算，导致预算流于形式或出现重大执行差异	管理	高	经办部门
YSGL 09	预算执行风险	预算执行进度不合理，导致经济业务运行偏离单位目标	管理	高	经办部门
YSGL 10	预算执行风险	缺乏有效的预算执行分析机制，对预算执行过程不能及时监控，导致不能及时发现预算执行偏差	管理	中	财务部

续表

风险编号	风险点	风险点描述	风险类别	风险级别	风险控制责任岗位（部门）
YSGL 11	预算执行风险	内部预算追加调整不严格，导致预算执行情况出现较大偏离	管理	中	财务部
YSGL 12	决算风险	决算编报不及时，可能影响下一年度预算工作的开展	管理	中	财务部
YSGL 13	决算风险	决算数据不真实、不准确，导致使用部门决策失误	管理	中	财务部
YSGL 14	考核风险	预算考评机制不健全，或未得到有效实施，可能导致预算执行结果不理想	管理	中	审计部
YSGL 15	考核风险	预算考评不严格、考核过程不透明、考核标准不合理、考核结果不公正，可能导致奖惩不到位，严重影响预算目标实现，预算管理流于形式	管理	中	审计部

七、公立医院预算控制矩阵

表 4-10　公立医院预算风险控制表

风险编号	控制点名称	控制描述	控制类型	控制文档	控制频率	控制责任人（部门）
YSGL 01	正确把握项目立项要求	经办部门根据所申报项目的性质，上报上级主管部门，由上级主管部门进行统筹审核。上级主管部门审核通过后，报财务部就预算编制的结构、内容及标准进行审核，通过后，报主管院领导审核	预防	项目申报文本	每年	经办部门、财务部
YSGL 02	正确把握预算编制有关政策	财务部根据省财政厅与上级主管单位的部门预算相关规定，通知科室部署下一年度预算布置会	预防	预算编制通知	每年	财务部

续表

风险编号	控制点名称	控制描述	控制类型	控制文档	控制频率	控制责任人(部门)
YSGL 03	正确把握医院每年工作重点，科学编制方案	收入预算要按收入类别逐项核定，要严格按谨慎原则编制预算收入、经营收入、其他收入。支出预算根据医院年度工作目标和重点，以及上年预算安排执行情况编制	预防	单位预算表	每年	经办部门
YSGL 04	预算审核批准责任清晰，标准明确	上级主管部门批准立项后，财务部对项目的预算进行结构和内容的审核	预防	项目评审表	每年	上级主管部门、财务部
YSGL 05	预算编制内容完整	财务部负责汇总平衡各科室年度预算，形成医院年度预算草案	预防	每年预算草案	每年	财务部
YSGL 06	预算审批与下达	财务部将医院年度预算报送上级主管单位初审	预防	预算批复	每年	财务部
YSGL 07	预算分解	财务部将预算批复分解到各个科室，下达到各科室	预防	预算分解表	每年	财务部
YSGL 08	将预算作为收支依据	各科室应将预算作为预算期内全部业务活动的基本依据，按照批复的预算安排各项支出，财务部在审核时应严格对照预算批复，无预算不支出	预防	—	每月	经办部门
YSGL 09	将预算作为收支依据	各科室按照预算执行情况进行控制	预防	—	每月	经办部门
YSGL 10	执行情况分析	医院财务部根据预算执行情况，定期编制预算执行情况分析报表，以各科室的实际状况为对象，按照重要性原则对差异较大的项目进行重点分析，并写出文字说明	发现	定期预算执行情况分析报表	每季	财务部

续表

风险编号	控制点名称	控制描述	控制类型	控制文档	控制频率	控制责任人(部门)
YSGL 11	预算调整与追加审批	在年度预算执行过程中，因预算内容变化需要调整或追加的，由经办部门提交预算调整或追加申请，财务部编制医院预算调整或追加方案，经分管院长审批后，提交预算管理委员会审议	预防	预算调整或追加申请表	每年	财务部
YSGL 12	编制决算报表	财务部根据财政部门统一要求的年度决算软件模板，据实填写年度决算信息	发现	决算报表	每年	财务部
YSGL 13	审核决算报表	年度决算经报表财务部主任审核后，报分管财务院领导、院长审批签字后，提交预算管理委员会审议	发现	决算报表	每年	财务部
YSGL 14	制定考核指标	制定考核指标并下发通知	预防	考核指标	每年	审计部
YSGL 15	编制并审核考核报告	财务部将各科室提交的《预算执行情况分析报表》与相应预算指标进行核对，将考核结果进行汇总、整理，提出预算考核评价与考核建议，编制预算考核报告，主管院长审批后上报主管单位及下发各科室	预防	预算考核报告	每年	审计部

八、公立医院预算管理关键控制文档

关键控制文档如表 4-11 所示：

表 4-11   公立医院预算管理关键控制文档信息表

文档名	编制者	留存人
预算编制方案	财务部会计	财务部
预算指标下达通知	上级主管单位	财务部

续表

文档名	编制者	留存人
内部预算下达文件	财务部	各科室、财务部
财务决算报表	财务部会计	财务部
预算考核报告	财务部会计	财务部
年度预算考核意见	审计部	财务部、审计部
会议纪要	院办公室	院办公室、财务部

九、公立医院预算管理不相容职责分离

（1）预算方案的制定与审核；

（2）预算的编制与审批；

（3）预算的审批与执行；

（4）预算的编制与执行；

（5）预算的编制与调整或追加；

（6）预算的执行与评价；

（7）预算的评价与考核；

（8）预算的执行与监督。

十、公立医院预算管理控制相关依据

（1）国家级法律法规和文件；

（2）地方级法规和文件；

（3）本单位文件、制度和规定。

第五章 公立医院收入管理控制建设

一、公立医院的收入管理概述

（一）收入的定义

收入是指医院开展医疗服务及其他活动依法取得的非偿还性资金，以及从财政部门和其他部门取得的经费，包括医疗收入、财政补助收入、科教项目收入和其他收入。

（二）收入的构成

收入是医院经济活动的前提。按照医院收入来源及财务会计核算分类，收入可分为如下几种：

医疗收入，即医院开展医疗服务活动取得的收入，包括门诊收入和住院收入。门诊收入是指为门诊病人提供医疗服务所取得的收入，包括挂号收入、诊察收入、检查收入、化验收入、治疗收入、手术收入、卫生材料收入、药品收入、药事服务费收入、其他门诊收入等。住院收入是指为住院病人提供医疗服务所取得的收入，包括床位收入、诊查收入、检查收入、化验收入、治疗收入、手术收入、护理收入、卫生材料收入、药品收入、药事服务费收入、其他住院收入等。

财政补助收入，即医院按部门预算隶属关系从同级财政部门取得的各类财政补助收入，包括基本支出补助收入和项目支出补助收入。

科教项目收入，即医院取得的除财政补助收入外专门用于科研、教学项目的补助收入。

其他收入，包括培训收入、食堂收入、银行存款利息收入、租金收入、投资收益、财产物资盘盈收入、捐赠收入、确实无法支付的应付款项等。

（三）收入管理重点控制方面

公立医院收入控制是指为了保证收入业务活动的有效进行，保证收入的合法、合理、安全和完整，防止和及时发现并纠正错误与舞弊，确保公立医院收入控制目标的实现，采用一系列具有控制职能的方法、措施和程序进行有效的组织、制约，并予以系统化、规范化，从而形成的一个严密控制管理体系的管理制度。应重点关注以下几个方面。

（1）收入是否实现归口管理；

（2）收入是否按照权责发生制及时入账；

（3）是否按照规定及时向财务部门提供收入的有关凭证；

（4）是否按照规定保管和使用印章和票据等；

（5）是否执行收入审查核对制度；

（6）是否严格退费管理。

（四）公立医院收入管理控制目的

其一，合法性。保证公立医院收入业务活动符合有关法律、政策及规章制度的规定；

其二，真实性。相关财务信息真实可靠披露；

其三，完整性。登记入账的各项收入确已办理相关手续；

其四，正确性。科学合理进行收入管理控制，防范财务收入舞弊行为，提高财务分析和决策的有用性。

（五）公立医院收入管理控制相关部门

决策人：主管院领导／预算管理委员会。

主责部门：财务部。

协作部门：审计部、纪检办、各职能科室。

二、公立医院收入控制目标

其一，规范单位收入项目及标准的设立和变更行为，确保单位各项收入符合国家法律法规的规定。

其二，规范单位收入收缴工作，确保各项收入均及时足额缴入国库或财政专户，防止资金体外循环，杜绝财政资金截留、挪用、私分以及乱收滥罚等现象，杜绝账外账和"小金库"。

其三，按照财务管理的要求，对各项收入进行分项如实核算，确保收入核算正确规范，相关财务信息真实、可靠。

其四，票据、印章和资金等保管合理合规，没有因保管不善或滥用而产生错误或舞弊。

其五，各项收入认真执行国家的物价政策，严格执行国家制定的收费标准，依法组织收入。

三、公立医院收入管理审批权限

审批权限的具体情况如表 5-1 所示：

表 5-1　公立医院收入管理审批权限表

事项		审批人权限				
		经办部门负责人	财务部主任	审计部主任	主管院领导	预算管理委员会
票据管理	票据领用	申请	审核	监督	—	—
	票据缴销	申请	审核	监督	—	—
债务管理	举债方案	编制	审核	审核	审核	审议
	借款偿还	经办	审核	督查	—	—

四、公立医院收入管理部门及岗位职责

（一）决策机构：主管院领导 / 预算管理委员会

（1）审议、审定医院各项收入管理制度、管理办法和债务管理制度；

（2）组织医院收入的监督工作，对违纪行为进行纠正和处理；

（3）审议、审定医院举债事项、借款用途、借款金额；

（4）听取、审议医院收支情况分析报告。

（二）主责部门：财务部

（1）负责组织编写医院各项收入管理制度、管理办法和债务管理制度；

（2）负责汇总审核医院的用款申请；

（3）监管医院医疗收入管理系统的使用规范，协助各业务部门做好医疗服务收入收缴工作，负责医疗服务收入票据及档案查询管理；

（4）负责各项收入的会计核算、报表编制、台账统计、收入分析及收缴系统维护；

（5）合理设置与收入相关的岗位，明确收入岗位的职责、权限，确保不相容职能岗位相分离；

（6）负责编制医院收支情况分析报告；

（7）制定举债方案，进行充分论证，并按照批准的举债方案及时向财政部门报批，根据批准的结果办理债务的举借和结算；

（8）负责核算债务资金的来源、使用与偿还，保管好相关记录、文件、合同和凭证，定期与债权人核对债务余额，进行债务清理。

（三）协作部门：审计部、纪检办

（1）负责全院现金、银行存款、银行账户、票据管理等工作的监督；

（2）负责全院各项收入及举债偿还工作的监督检查；

（3）受理有关收入的举报，展开调查，并直接向主管院领导或预算管理委员会及上级主管部门、上级纪检部门等进行汇报。

五、公立医院收入控制流程

医院收入管理流程主要涉及：财政拨款的入账确认、票据管理、医疗服务价格管理、医疗服务收入收缴管理、分析报告和债务管理。

（一）财政拨款的入账确认

①流程描述

表5-2　财政拨款入账确认流程表

环节	流程描述	输出要求
用款申请	经办科室提出财政资金使用申请，经科室负责人审核	资金使用申请
	①财务部主任审核资金使用申请是否有预算；②出纳根据审批后的申请通过国库集中支付系统申报付款	支付申请
	主管院领导审批	资金使用申请
入账确认	会计根据《财政资金直接支付入账通知单》《财政授权支付额度到账通知书》及时核对办理收入记账	—

②流程图

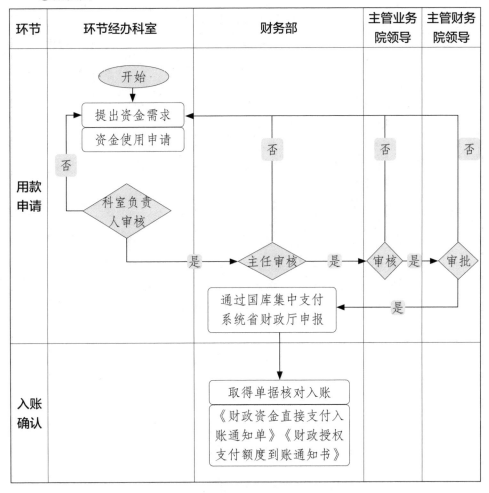

图 5-1　财政拨款入账确认流程图

（二）票据管理

医院的票据指由财务部向外收款所使用的一切有价票证和有关单据。包括医疗住院收费票据（机打、手工）、医疗门诊收费票据（机打、手工）、医院内部收款收据。

①流程描述

表 5-3　票据管理流程表

环节	流程描述	输出要求
票据领购	票据领购人持票据购买证到省财政厅非税收入管理部门办理购买，并建立票据领用登记台账	票据管理登记本
	出纳或收费员领用票据，并检查票据情况，如有问题及时向非税管理部门报告	票据管理登记本
票据使用及销毁	出纳或收费员正确填开票据，票据遗失、短少应及时向财务部报告登记备案，财务部定期按规定向非税管理部门报告	票据管理登记本
	票据专管员根据领用情况登记票据台账	票据管理登记本
	票据专管员定期对回收的票据进行核销，提交需要销毁的票据清单	票据销毁清单
	报省财政厅非税收入管理部门审批后核销	—
	纪检办定期对票据台账进行稽核，对销毁进行监销，并将结果编制票据监管情况报告	票据监管情况报告

②流程图

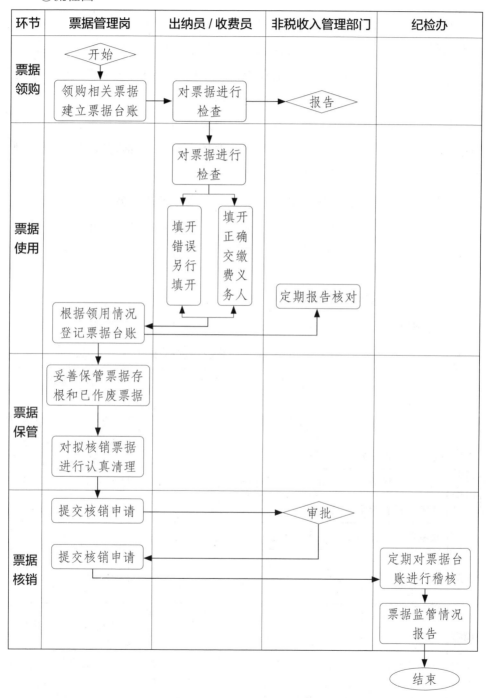

图 5-2　票据管理流程图

③注意事项

其一，医院所有票据实行专人管理和严格登记管理制度。领用部门需实行专人领用，专人保管，领用时需有责任人签字，保证票据的安全使用。

其二，各种票据只限于规定的业务范围中使用，不得超范围使用，不得向外单位转让、借用、代开，不得伪造票据。

其三，票据只限于医院财务核算隶属单位使用，如财务出纳、出入院结算中心、门诊收费室等。非隶属单位如需要使用医院内部收款收据，须经财务负责人批准，由财务部统一发放、核销。

其四，各种票据在使用时必须按票据号码顺序使用，各联复写，项目填写完整清楚，收款人签名处均需完整签名，并在票据上加盖本单位财务专用章。填写错误的票据需加盖作废章，与存根联一并保存。

（三）医疗服务价格管理

①流程描述

表5-4　医疗服务价格管理流程表

环节	流程描述	输出要求
医疗服务价格	经办科室需要新增医疗项目，填写《各级医疗机构新增医疗项目收费标准审批表》	《各级医疗机构新增医疗项目收费标准审批表》
	提交医务部审核	
	医务部审核后，报主管领导立项审批	
	行文上报物价管理部门审批	批复文件
	财务部根据批复文件在HIS系统开通物价收费项目	—
收费	医护人员根据医疗服务内容开具医嘱	医嘱
	收费室根据医嘱通过HIS系统划价	收费单
价格稽核	财务部物价专管员定期维护系统数据，对各医疗项目的收费情况进行复核检查，并及时将相关情况汇报院领导	复核检查情况报告
物价收费投诉	财务部物价管理部门收到物价投诉，登记投诉信息，调查分析原因及责任，答复投诉人，通知经办科室及时处理，并向主管院领导汇报	—

②流程图

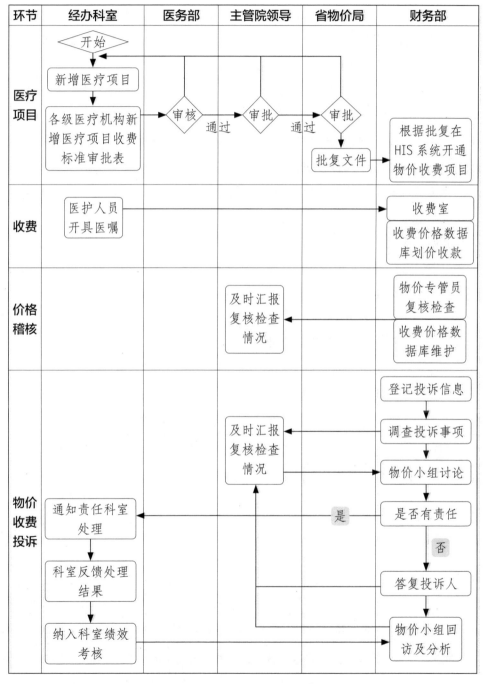

图 5-3 医疗服务价格管理流程图

③收费注意事项

其一，医院严格执行国家物价政策和《湖南省医疗服务价格手册》的相关规定，进行医疗服务收费，各部门不得自行定价，不得随意提高收费标准、扩大收费范围和分解收费标准等进行收费。

其二，医院收费必须公开透明，统一使用符合国家规定的收费票据，每日向住院患者发放一日清单，在显著位置公开药品、检查及耗材价目表。

其三，医院各项新增医疗项目，都应经院领导研究批准立项后，填写《各级医疗机构新增医疗项目收费标准审批表》，经物价专管员根据物价审批的要求报物价管理部门，待物价管理部门批准后方可收费，在未被批准以前不得擅自收费。

其四，医院药品零售价的销售均按国家的规定执行，不得自定收费价格；购置大型设备仪器前，要向物价管理部门备案，未经物价管理部门预审的资料，不予报批收费标准。

（四）医疗服务收入收缴管理

医院医疗服务收入收缴管理主要包括门诊收入和住院收入。

①门诊收入收缴管理流程描述

表5-5 医疗服务收入收缴管理流程表

环节	流程描述	输出要求
挂号诊治	收费室建卡、挂号	挂号单
	临床科室接受科室挂号诊断并开具医嘱	诊断书
	收费人员收费	收费收据
	医技医辅部门对患者医疗服务及取药	
	每日系统自动生成门诊收入盘点表	门诊收入盘点表
对账	财务部会计每日审核门诊收入盘点表	门诊收入盘点表
	月底与HIS系统数据核对，编制收入明细表	收入明细表
	根据明细表生成凭证	记账凭证

②住院收入收缴管理流程描述

表5-6　住院收入收缴管理流程表

环节	流程描述	输出要求
住院预收款	收费员挂号办卡就诊	电子病历卡
	临床科室医生诊断开具入院通知	入院通知
	住院结算中心预收病人预交款	收费收据
	病人持医保证件或相应身份证件至医保中心录入医保信息	—
	财务部会计每日审核门诊预交款收入盘点表	收入日盘点表
治疗计费	医生对病人治疗开具医嘱	医嘱
	收费员通过HIS系统自动计费形成在院病人权责发生制收入，自动生成科室住院待结、在床费用明细表	待结和在床费用明细表
	医保中心对日常传输的每天住院费用进行核对	
出院结算	医生开具出院通知，系统生成出院病人出院费用明细表	出院病人费用明细表
	医保前台核对病人费用，打印医保病人明细结算单	明细结算单
	住院结算中心审核，系统自动生成按医保类型归类的待结医保病人费用明细表；计算审核出院应补、退费金额、开具收据；收费员每日根据系统生成入出院结算盘点报账表	入出院结算盘点报账表
	财务部会计审核每日入出院结算盘点报账表	
对账	财务部会计每月10、20和28日与HIS系统核对，编制住院收入明细表	住院收入明细表
	根据住院收入明细表生成凭证	记账凭证
	医保科定期与医院HIS系统、医保系统核对	

③流程图

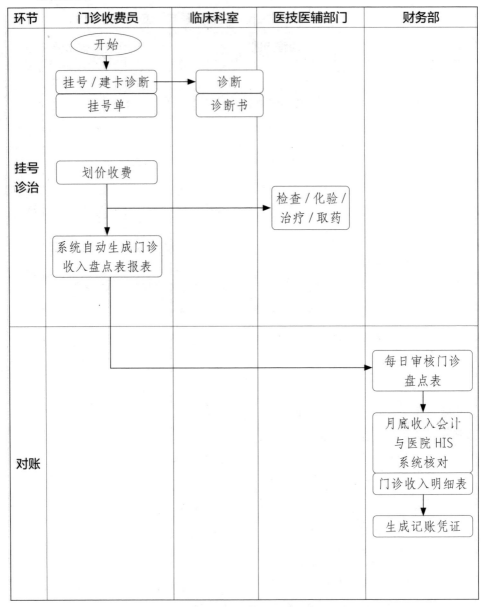

图 5-4　门诊收入收缴管理流程图

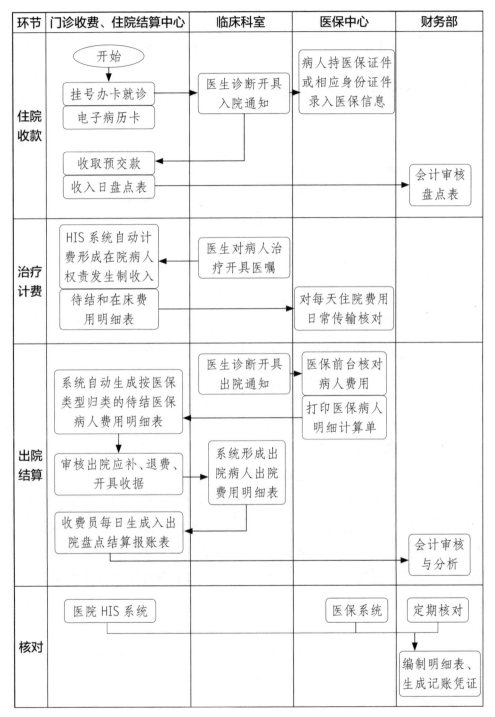

图 5-5 住院收入收缴管理流程图

④注意事项

其一，医院的全部收入纳入财务部门统一核算和管理，其他部门和个人都不得私自收取任何费用，严禁私设"小金库"和账外账。

其二，医院的各项收入严格执行国家的物价政策，严格执行国家制定的收费标准。

其三，医院取得各项收入必须开具按规定统一印制的票据，不得使用规定以外的不合规票据。

其四，按照《会计法》的要求，采取每月自然天数作为收入确认时间，以权责发生制为基础，保证医院收入核算及时准确。

其五，对门诊收费室收费，每日系统自动生成门诊收入盘点交款表和出、入院结算中心的病人预交款与出院结算费用，每日系统自动生成入出院结算盘点报账表，财务部会计（收入核算）每日对门诊收入日盘点表、在院病人预交款和出院结算费用日盘点表进行审核。财务会计每月月中、月末对"入出院结算盘点报账表"与医院 HIS 系统进行核对，编制住院收入明细表并生成记账凭证，每月月末对"门诊收入盘点表交款表"与医院 HIS 系统进行核对，编制门诊收入明细表并生成记账凭证。

（五）债务管理

债务是指医院所承担的能以货币计量，需要以资产或劳务偿还的债务，它代表的是医院对其他债权人应承担的经济责任，医院的债务主要分为流动负债和长期负债。流动负债包括：偿还期在一年以内的短期借款、应付账款、医疗预收款、预提费用、应付工资和应付社会保障费等。长期负债是指偿还期在一年以上的长期借款和长期应付款等。本债务管理主要指短期借款与长期借款的借入、管理与偿还等。

①流程描述

表 5-7 债务管理流程表

环节	流程描述	输出要求
举债申请	财务部与资金使用部门协商,根据资金用途制定举债方案,并进行充分论证	举债方案
	举债方案报主管院领导审批	举债方案
	举债方案报主管院领导审批后,提交预算管理委员会审议	会议纪要
	举债方案经预算管理委员会审议通过后报省卫生健康委审批	批复文件
债务执行	财务部按照批复的方案办理借款手续	借款合同等
债务管理	财务部指定专人定期核对并及时偿还债务	对账单

②流程图

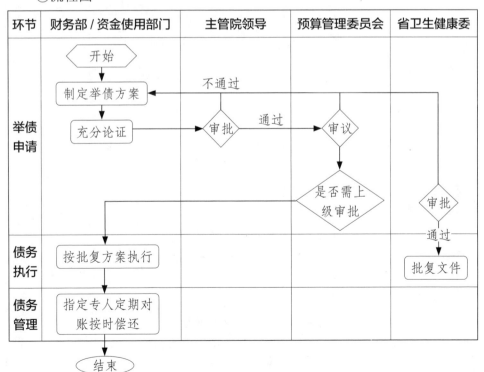

图 5-6 债务管理流程图

六、公立医院收入管理流程风险

表 5-8　公立医院收入管理流程风险情况表

风险编号	风险点	风险点描述	风险类别	风险级别	风险控制责任岗位（部门）
SZGL 01	计划编制不合理	汇编季度用款计划未结合各部门用款需求、项目进度及年度财政预算总额编制。影响医院履行职责职能及经济活动的正常开展	财务	中	财务部
SZGL 02	未将收入到账情况与收款单据核对	未将财政资金实际到账情况与收款单据等进行核对，难以及时发现错误或偏差	财务	低	财务部
SZGL 03	未对收入进行定期分析	各项收入缺乏定期的分析与监控，对重大问题缺乏应对措施	财务	中	财务部
SZGL 04	未由财务部门统一办理收入业务，违反"收支两条线"	其他部门和个人未经批准办理收款业务，导致舞弊或设立小金库，截留、挪用、私分应缴财政的收入，各项收入不入账或设立账外账	财务与管理	中	财务部
SZGL 05	各项收入未按照法定项目和标准征收	收费项目和标准未按照有关部门的许可或批准的标准执行，导致乱收费、多收费或少收费	管理	低	财务部
SZGL 14	未建立规范的债务管理制度	无相关举债制度，举债程序违规，导致国有资产损失	管理	中	经办部门、财务部
SZGL 15	决策程序不当	举债未按规定的程序履行集体决策论证，可能导致债务决策不当，出现与院实际不相符的债务行为	管理	中	预算管理委员会
SZGL 16	未对债务进行监督	未对债务业务办理过程进行监督，借贷资金未按规定用途使用，可能导致业务办理中出现错误或者存在舞弊现象	财务	低	审计部、纪检办

七、公立医院收入管理控制矩阵

表 5-9　公立医院收入管理流程风险控制表

风险编号	控制点名称	控制描述	控制类型	控制文档	控制频率	控制责任人（部门）
SZGL 01	按照部门需求编制计划	财务部根据各部门用款需求、项目进度以及省财政厅下达的预算控制数或批复数，按季编制《季度用款计划表》	预防	季度用款计划表	每季	财务部
SZGL 02	按照收到的票据入账	每月底出纳取得国库集中支付核算中心出具的《财政资金直接支付入账通知单》、国库代理银行盖章的《财政授权支付额度到账通知书》，办理记账手续	发现	财政资金直接支付入账通知单财政授权支付额度到账通知书	每月	财务部
SZGL 03	定期进行收入分析	每季度初，财务部编制上季度收支情况表并进行分析，形成分析报告	预防	收支分析报告	每季	财务部
SZGL 04	票据专人管理	建立完善归口管理制度，对与收入相关的各类票据的保管、申领、启用、核销均应履行规定手续，设置票据专管员，配备单独的保管设备，建立票据台账	预防	票据台账	每月	财务部
SZGL 05	定期进行收入对账	对收费项目、标准、计量单位、政策依据、监督电话等予以公示，切实保障公示内容的全面、完整，并定期进行对账	预防	——	定期	财务部
SZGL 14	债务管理制度	制定债务管理制度，明确经办部门的职责，严格遵循有关规定办理报批	预防	举债方案及审批文件	每次	财务部
SZGL 15	集体决策	举债必须充分论证，并由预算管理委员会集体决策	预防	会议纪要	每次	预算管理委员会
SZGL 16	会计核算与检查控制	按规定设置账簿，核算债务资金来源、使用、偿还情况，定期与不定期进行债务检查与评价	发现	记录凭证、文件、对账单	每月	财务部、审计部

八、公立医院收入管理关键控制文档

表 5-10　公立医院收入管理关键控制文档表

文档名	编制者	留存人
季度用款计划表	财务部	财务部
财政资金直接支付入账通知单	国库	财务部
财政授权支付额度到账通知书	国库代理银行	财务部
季度收支情况分析报告	财务部	财务部
《票据管理登记本》	票据专管员	财务部
举债方案	财务部、经办部门	财务部、经办部门
会议纪要与批复文件	院办公室、省卫生健康委	财务部

九、公立医院收入管理不相容职责分离

　　（1）财政拨款资金的收款确认与账务处理；

　　（2）收入业务的执行与检查监督；

　　（3）收入业务发生与收款业务职能；

　　（4）收入退款与审批；

　　（5）收入票据保管与出纳职能；

　　（6）票据的使用与稽核、账务处理；

　　（7）举债方案的编制与审批；

　　（8）债务的账务处理与对账。

十、公立医院收入管理控制相关依据

　　（1）国家的相关法律法规和文件；

　　（2）地方的相关法律法规和文件；

　　（3）本单位的相关文件、制度和规定。

第六章 公立医院支出管理控制建设

一、公立医院的支出管理概述

（一）支出的定义

公立医院支出是指为开展医疗服务及其他业务活动过程中发生的资产、资金耗费和损失，包括医疗业务成本、财政项目补助支出、科教项目支出、管理费用和其他支出。

支出是公立医院预算执行的重要组成部分，也是政府采购业务、建设项目管理、合同管理的重要环节。

（二）支出的构成

医院的支出可分为如下五种：

医疗业务成本，包括人员经费、耗用的药品及卫生材料支出、计提的固定资产折旧、无形资产摊销、提取医疗风险基金和其他费用，不包括财政补助收入和科教项目收入形成的固定资产折旧和无形资产。

财政项目补助支出，即医院利用财政补助收入安排的项目支出。

科教项目支出，即医院利用科教项目收入开展科研、教学活动发生的支出。

管理费用，即医院为组织、管理医疗和科研、教学业务活动所发生的各项费用，包括人员经费、耗用的材料成本、计提的固定资产折旧、无形资产费用，以及医院统一管理的离退休经费、坏账损失、印花税、房产税、车船使用税、利息支出和其他公用经费，不包括计入科教项目、基本建设项目支出的管理费用。

其他支出，即医院上述项目以外的支出，包括出租固定资产的折旧及维修费、食堂支出、罚没支出、捐赠支出、财产物资盘亏和毁损损失等。

（三）支出管理重点控制

公立医院支出控制是对所有支出活动全过程的控制，既有相对独立性，又贯穿医院经济业务活动等控制的全过程之中，并且处于管理控制的重要地位。应重点关注以下几个方面：

（1）是否按照规定审核各类票据的真实性、合法性；

（2）是否存在使用虚假票据套取资金的情形；

（3）是否符合预算，审批手续是否齐全。

（四）公立医院支出管理控制的目的

其一，通过收支业务控制体系的建立，规范收支流程的管控，保证公立医院收支业务活动符合有关法律、政策及规章制度的规定。

其二，健全的收支控制可以保证医院各项收支能够正确地记录、核算，相关财务信息能够真实可靠地披露。

其三，完善的收支控制，可以保证收支及时记录，且均登记入账。登记入账的各项收支确已办理相关手续，做到无隐匿收入、虚增支出等现象。

其四，科学合理的收支控制，可以保证收支核算分类准确，明细账、总账能够正确地反映、防范财务收支舞弊行为，提高财务分析、决策的有用性。

（五）公立医院支出管理控制相关部门

决策机构：预算管理委员会。

主责部门：财务部。

协作部门：审计部、纪检办、各职能科室。

🔘 二、公立医院支出控制目标

其一，遵循国家相关法律法规、财经纪律及管理规定，明确各项支出的范围与审批程序、严格执行"收支两条线"管理规定、规范费用报销程序与要求等。

其二，保证财政资金使用的效率与效果，保证支出行为的真实性、合理性、资源配置的有效性、支出管理的高效性。

其三，财务报告及相关信息真实可靠，对各项支出进行真实准确的记录，并对社会公众关注的"三公经费"等的支出情况及时进行分析与报告，支出公开、透明。

其四，防范舞弊，遵循有关财务规章制度规定的开支范围及开支标准，制定适用于医院实际情况并能够控制相关风险的各项经费开支管理细则。

🔘 三、公立医院支出审批权限

表6-1　公立医院支出审批权限表

事项	审批人权限					
	经办部门负责人	主管业务副院长	财务部会计	财务部主任	院长	预算管理委员会
财政直接支付基础数据库的变更与维护	审核	审核	—	审核	审批	—
院支出控制标准的变更与维护	建议	审核	汇总	审核	审批	审议
业务借款	审核	审核	—	审核	审批	—
报销及支付审批	审核	审核	审核	审核	审批	—
收支分析报告	—	审阅	编制	审核	审阅	审议

四、公立医院支出管理控制部门及岗位职责

（一）决策机构：预算管理委员会

（1）审议、审定医院各项支出管理制度、管理办法；

（2）审议、审定医院内部的支出范围、支出定额及支出标准；

（3）在医院范围内，签发国家法定的支出控制标准或相关规定等内部发文；

（4）审议、审定医院支出计划；

（5）负责医院重大项目大额支出申请的审批，以及支付的审批；

（6）负责医院不可预见支出事项的决策、审批；

（7）审议、审定医院向上级主管部门报送的支出状况的分析报告；

（8）审议、审定医院财政资金支出的考核方案。

（二）主责部门职责

1. 财务部

（1）负责组织制定医院各项支出管理制度、管理办法；

（2）负责组织制定医院内部支出范围、支出定额及支出标准；

（3）汇总审核医院支出计划，定期组织汇总编制全院收支分析报告；

（4）组织对不可预见事项进行可行性分析，为主管院领导／预算管理委员会决策提供依据；

（5）按照规定日期发起由财政直接支付的基本支出事项；

（6）审核支出原始凭证的真实性、合法性、合理性；

（7）负责医院支出的核算与记账工作；

（8）编制医院支出的财务分析与评价，提高资金使用效率。

（三）协作部门职责

1. 人事信息科

（1）严格按照主管部门下达的人员编制标准配备在职人员；

（2）向财务部编报人员经费等基本支出的预算及用款计划；

（3）定期与财务部核对离退休人员、退职人员个人和家庭补助发放情况。

2.各职能科室

（1）为制定医院各项支出管理制度、管理办法提供建议；

（2）严格执行批复的收支预算及各项支出管理规定；

（3）对支出申请的必要性、合理性进行事前的业务审核；

（4）对资金支付申请的真实性、合理性进行业务审核；

（5）定期、及时向财务部办理经费报销、资金支付事务。

3.审计部、纪检办

（1）负责医院现金、银行存款、银行账户、票据管理等工作的监督；

（2）负责医院财政资金收支工作的监督；

（3）受理有关收支的举报，展开调查，并直接向院长／预算管理委员会及上级主管部门、上级纪检部门等进行汇报。

五、公立医院支出控制流程

医院支出管理流程主要涉及财政直接支付的变更与维护、支出控制标准的变更与维护、重点经费的内部审批权限、业务借款、报销及支付审批、收支分析报告。

（一）列入财政直接支付范围的资金支付基础数据库的变更与维护

医院列入财政直接支付范围的资金支付基础数据库主要为人员经费。财政直接支付范围的定额、定项数据，如人员工资定额、在编人员数量等发生变更时，由人事信息科提出相关申请。

①流程描述

表6-2　支出控制流程表

环节	流程描述	输出要求
申请	财政直接支付范围的定额、定项数据，如人员工资定额、在编人员数量等发生变更时，由人事信息科工资福利管理员提出相关申请，经人事信息科主任审核	申请变更支付基础数据库的呈批件
	报财务部审核	呈批件
	财务部审核后转院领导审批	呈批件
	提交至上级主管部门审批	批复文件
办理	财务部根据批复文件办理基础数据的变更及申请支付	—

②流程图

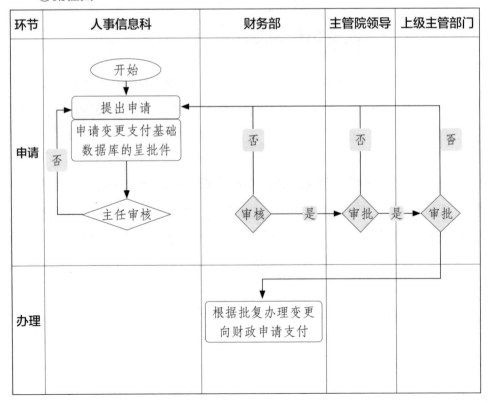

图6-1　财政直接支付数据的变更和维护

（二）支出控制标准的变更与维护

①流程描述

表6-3 支出控制标准的变更与维护表

环节	流程描述	输出要求
变更	对于医院支付范围的各项定额标准，各科室根据相关政策文件提出支出定额控制标准的建议	支出定额控制标准
	①财务部支出核算会计汇总，财务部处长审核；②财务部支出核算会计更新、修订原制度中的定额后，在医院范围内发布执行	支出定额控制标准
	主管院领导审批	支出定额控制标准
	报预算管理委员会审议、审定，形成医院内部支出定额控制标准	内部支出定额控制标准

②流程图

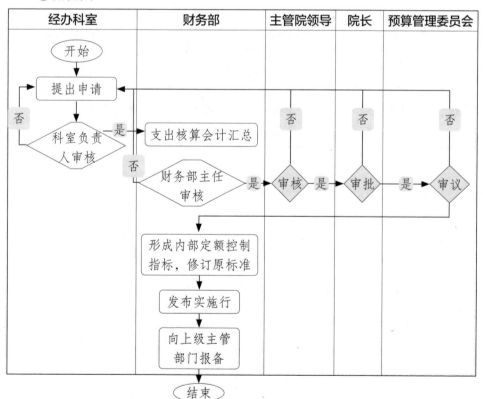

图6-2 支出控制标准的变更与维护

（三）报销审批及支付

①流程描述

表6-4　报销审批及支付流程表

环节	流程描述	输出要求
报销审批	科室经办人根据预算批复提出资金需求，填写报销单，列明事项，科室负责人负责对事项的必要性、合理性进行审核	报销单
	科室负责人审核后的报销凭单报分管院领导审核	报销单
	①支出核算会计人员仔细复核原始单据基本内容的完整性、合理性和合法性；处理手续的完备性，包括金额计算是否准确，支付方式、支付单位是否妥当等，审核经济业务的合法性和合规性 ②财务部主任审核	报销单
	院长审批。	—
	特殊大额支出，还须提交预算管理委员会审批	报销单
支付	完成审批流程后，业务人员持报销凭单交出纳人员，出纳人员付款。在付款凭证上盖付讫章。对以借支或预付形式先期支付的款项进行核销及相应的账务处理。会计完成报销入账手续	报销单记账凭证

②流程图

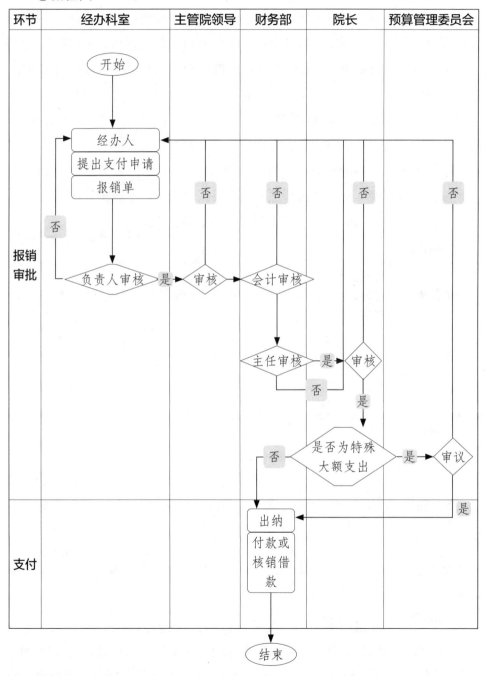

图 6-3　报销及支付审批流程图

③注意事项

经费报销原则。医院经费开支权限应体现统一管理、分级负责、集中控制的原则，坚持财务开支"合理支出、厉行节约、分级管理、逐级审核、分管财务院领导审批或重要支出院长审批"的原则。财务部在办理经费的报销时，审查内容主要为：支出是否有预算；支出是否超过下达的预算控制数；支出是否符合规定的开支范围与标准；支出审批手续是否齐全；原始票据是否符合要求；支出金额填写是否正确；相关证明材料是否齐全。

医院各类支出事项报销票据的标准如表6-5，各科室人员报销支出时，必须依照该规范要求备齐对应事项的报销票据，否则不予报销。

表6-5　医院各类支出事项报销依据表

支出事项	报销依据
办公费	购置办公用品发票应注明具体商品名称、单价、数量；发票未注明的，要另附商品明细清单，并由经办人、证明人和处室负责人签字
差旅费	差旅费报销单，出差审批单，机票、车票、船票、住宿费发票，公务卡消费交易凭条（POS机小票）等凭证
车辆维修费	车辆维修明细单，并加盖汽车修理厂公章
因公出国（境）经费	邀请函、出国审批表、因公出国护照复印件、出国费用发票、机票、费用清单
劳务费	填制《个人劳务费发放表》，注明领款人身份证号码
采购业务	发票、合同、审批件（附经费预算和明细表）、付款申请表、验收报告单、固定资产或药品医用材料入库单。有合同和协议的，按合同和协议的规定报账
公务接待费	填制公务接待报销单，附上"公务接待审批单"、来访公函和发票、接待清单（含接待对象的单位、姓名、职位和公务活动项目、时间、场所、费用等内容）
其他费用	据实按票报销

重点经费的内容、范围和标准。重点经费业务包括交通费、差旅费、培训费、会议费、接待费、办公费及出国经费等。重点经费的范围及标准见表6-6所示：

表6-6　　　医院重点经费支付范围及标准表

事项	支付范围	明细项	支付标准
公务接待费	出席会议、考察调研、执行任务、学习交流、检查指导、请示汇报工作等公务活动支出	餐费	①严格限制用餐地点。公务接待原则上安排在医院食堂就餐，因特殊需要需在酒店进餐的，可以在省定点酒店进餐。一律不得使用私人会所、高消费餐饮场所接待来访人员 ②严格执行进餐标准。医院公务接待工作原则上不负担来访人员进餐费用，应由来访人员按照规定的差旅、会议进餐标准自行用餐。确因工作需要，可以安排工作餐一次。工作餐应当按照省三类会议进餐标准供应家常菜，不得提供鱼翅、燕窝等高档菜肴和用野生保护动物制作的菜肴，不得提供香烟和高档酒水 ③严格控制陪餐人数。办公室应当根据来访内容和人员情况，按照业务对口和级别对等原则，适度安排陪同人员。来访人员在10人以内的，陪餐人数不得超过3人；超过10人的，不得超过来访人数的1/3
		住宿费	严格执行住宿标准，应当严格执行国家规定的差旅、会议住宿标准，按协议价格付费。省（部）级可安排普通套间，厅（院）级安排单人间，其他人员安排标准间。不得超标准安排接待住房
		交通费	严格控制交通费用。应当严格执行国家规定的差旅、交通费标准，车辆安排要轻车简从，要根据人员情况尽量安排集中乘车，减少随行车辆
因公出国（境）经费	培训费、国际旅费、国外城市间交通费、住宿费、伙食费、公杂费和其他费用	出国费	因公出国（境）经费应当全部纳入预算管理。①国际旅费交通费。乘坐飞机经济舱、轮船三等舱、火车硬卧或全列软席列车的二等座，据实报销。②住宿费。住宿安排标准间，在规定的住宿费标准之内予以报销。③伙食费。按规定的标准发给个人包干使用。包干天数按离、抵我国国境之日计算。④其他费（出国签证费用、防疫费用、国际会议注册费用等）凭有效原始票据据实报销。⑤培训费开支在规定的标准之内据实报销

续表

事项	支付范围	明细项	支付标准
公务用车运行费	车辆修理、燃油及保险等	公务用车运行费	按省财政厅实行定点管理，定额审批，费用在省财政厅核定的控制数中报销。结算维修费用时必须附车辆维修明细单，并加盖汽车修理厂公章
差旅费	城市间交通费、住宿费、伙食补助费和市内交通费	住宿费	出差目的地为省外地区的，应当严格执行国家规定的差旅、住宿标准
		城市间交通费	出差人员应当按规定等级乘坐交通工具。其他交通工具（不包括出租小汽车）均凭据报销
		伙食补助费	按出差自然（日历）天数包干补助。省外出差，执行财政厅公布的分地区伙食补助费标准；省内出差，补助标准为每人每天100元
	城市间交通费、住宿费、伙食补助费和市内交通费	市内交通费	按出差自然（日历）天数包干补助，补助标准为每人每天80元。出差人员自带公务交通工具的，应在差旅费报销单据中如实申报，不予补助市内交通费。由接待单位或其他单位提供交通工具的，应按规定标准向接待单位或其他单位交纳相关费用
会议费	会议场地租赁费、会议设备租赁费、参会人员伙食费、住宿费等	会议费	应当严格执行国家规定的会议费标准
培训费	住宿费、伙食费、培训场地费、讲课费、培训资料费、交通费、其他费用	培训费综合定额	应当严格执行国家规定的培训费标准
		讲课费	讲课费执行以下标准（税后）：①副高级技术职称专业人员每学时最高不超过500元；②正高级技术职称专业人员每学时最高不超过1000元；③院士、全国知名专家每半天一般不超过1500元；④其他人员讲课参照上述标准执行

（四）业务借款

①流程描述

表6-7　公立医院因公借款表

环节	流程描述	输出要求
借款	①员工因公借款时先填写《借款单》，注明借款事由、借款金额，报科室负责人审批 ②因经营资金借款，必须先报用款计划，经科室负责人审核	借款单、用款计划报告
	财务部审核	—
	分管业务院领导审批	—
	分管财务院领导审批	—
	审批通过后，由财务部出纳办理借款或支票领用手续。会计人员凭《借款单》或用款计划报告等，办理记账手续	—
	经营资金借款须经院长审批	—

②流程图

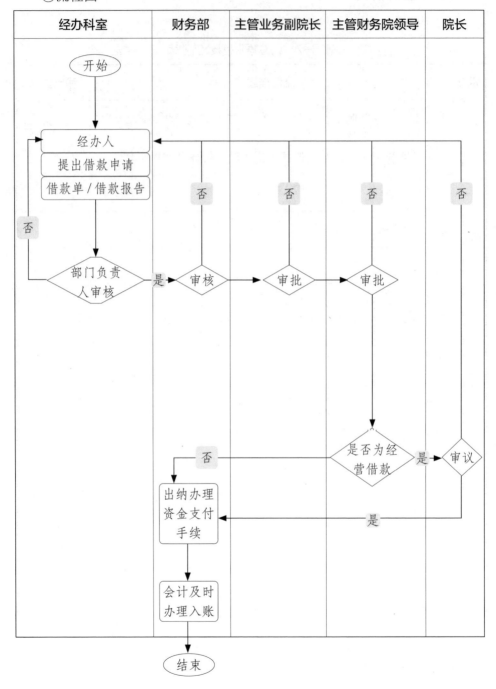

图6-4 业务借款流程

③注意事项

借款应在项目结束后及时办理借款结算手续。对于项目结束后一个月内未办理借款结算手续的，财务部可从借款人工资扣回。

六、公立医院支出管理流程风险

表6-8 公立医院支出管理流程风险情况表

风险编号	风险点	风险点描述	风险类别	风险级别	风险控制责任岗位（部门）
SZGL 06	范围和标准不符合规定	基本支出项目开支范围及标准不符合国家相关法律法规的规定，或未经严格的科学论证、未经适当审核审批，可能导致铺张浪费、随意支出等现象	财务	高	人事信息科
SZGL 07	范围和标准制定不规范	开支范围和支出标准未依据国家有关的方针、政策、社会物价水平及单位的业务性质、工作量、人员、资产等资料制定；开支范围与标准制定所依据的业务基础数据（历史及未来预测）未经审查确认，造成财政资金浪费	财务	高	财务部
SZGL 08	借款制度不完善	业务借款制度不完善，缺少对借款条件和范围的约束、借支金额的限定，缺乏对借款办理程序的规定，可能导致借款行为混乱、控制流于形式	财务	中	财务部
SZGL 09	支持性资料	支付凭证等支持性资料保管不当，可能导致无法进行支付	财务	中	经办科室
SZGL 10	严格审核	各类凭据的真实性、合法性未经严格审核，使用虚假票据套取资金的情形，或票据不符合财务管理要求，可能导致支付不当，单位支出业务不合法不合规，出现虚构支出，造成医院资金流失	财务	中	财务部

续表

风险编号	风险点	风险点描述	风险类别	风险级别	风险控制责任岗位（部门）
SZGL 11	会计处理不符合规定	各项支出的费用报销计算不准确，支出会计处理不符合行政事业单位会计准则相关规定，或未按照规定编制财务报表并进行信息披露，可能导致单位账实不符、账证不符、账账不符或者账表不符，造成财务报告、财务信息不真实或不准确	财务	中	财务部
SZGL 12	未定期分析	缺少对支出情况规模的定期分析、及时清理，可能导致资金管理失控	财务	中	财务部

七、公立医院支出管理流程控制矩阵

表6-9　公立医院支出管理流程风险控制表

风险编号	控制点名称	控制描述	控制类型	控制文档	控制频率	控制责任人（部门）
SZGL 06	及时更新基本支出数据	财政直接支付范围的定额、定项数据，如人员工资定额、在编人员数量等发生变更时，由人事信息科工资福利管理员提出相关申请，经主任和财务部主任审核、主管院长批准后，报预算管理委员会审议、审定后，由人事信息科工资福利管理员持医院审批意见，到上级主管部门办理相关手续。财务部会计根据批复后的相关文件办理资金支付变更与维护事项	预防	单位基本数据更新	每次	人事信息科
SZGL 07	汇总审批支出控制标准	财务部将各科室提出支出定额控制标准的建议汇总后，上报主管院领导审批，提交预算管理委员会审议，形成医院内部支出定额控制标准	预防	支出控制标准	每次	财务部

风险编号	控制点名称	控制描述	控制类型	控制文档	控制频率	控制责任人（部门）
SZGL08	规范办理借款	员工因公借款时应填写借款单，注明借款事由、借款金额等内容，并附上与借款事项相关的事前审批单据	预防	借款单	每次	财务部
SZGL09	支付或报销资料完备	医院业务经办人报销借款，应填制报销凭证（支出报销单），支出报销单应按规定填写项目名称、支出内容、支出金额等。同时附收据或发票，若报销费用内容较多时，还需提供实际支出详细情况。未办理借款手续，而直接办理报销手续的，还应补充提供预算和相关证明文件	预防	报销单	每次	经办科室
SZGL10	会计复核、出纳支付	会计仔细复核原始单据基本内容的完整性、合理性和合法性；处理手续的完备性，包括金额计算是否准确，支付方式、支付单位是否妥当等；审核经济业务的合法性和合规性	预防	报销单等	每次	财务部
SZGL11	会计入账	会计人员依据真实、合法、准确、完整、合规的报销凭证，办理记账手续	预防	报销单	每次	财务部
SZGL12	季度支出情况分析	会计应将医院上季度的收支情况进行统计汇总，形成支出分析报告，经财务部主任审核后，报主管院领导审阅，提交预算管理委员会审议通过，由院办公室以会议纪要的形式在本医院范围内发布	预防	支出分析报告	季度	财务部

八、公立医院支出管理关键控制文档

表6-10　公立医院支出管理关键控制文档表

文档名	编制人	留存人
出差申报单	业务经办人	财务部
公务接待审批单	业务经办人	财务部
××××事项审批单	业务经办人	财务部
借款审批单	业务经办人	财务部
费用报销审批单	业务经办人	财务部
付款审批单	业务经办人	财务部
财政直接支付入账通知书	省财政厅	财务部
财政授权支付额度到账通知书	国库代理银行	财务部
收支分析报告	会计	财务部

九、公立医院支出管理不相容职责分离

（1）单位内支出控制标准的制定与执行；

（2）支出计划的编制与审批；

（3）支出的申请与审批；

（4）支出的执行与会计记录；

（5）支出的执行与检查监督；

（6）支出的执行与考核；

（7）支出的会计记录与评价考核。

十、公立医院支出管理控制相关依据

（1）国家级相关法律、法规和文件；

（2）地方级相关法规和文件；

（3）本单位相关文件、制度和规定。

一、公立医院资产管理控制概述

（一）公立医院资产的概念

公立医院资产是指由公立医院过去的经济业务或者事项形成的，由其控制的，预期能够产生服务潜力或者带来经济利益流入的经济资源。公立医院资产控制主要包括货币资金管理、银行账户管理、公务卡管理、实物资产管理、对外投资管理和应收款项管理等。

（二）公立医院资产控制所涉及的部门

主责部门：使用部门。

归口管理部门：财务部、后勤保障部与药学部。

协作部门：纪检办、审计部及各职能部门。

二、公立医院资产管理控制目标

加强各类资产的管理与控制，保护资产安全、完整，提高资产使用效率，防范资产损失或舞弊行为。

其一，确保银行账户的开立与使用、支票及现金的使用合法合规。

其二，确保银行存款和库存现金安全完整，不被贪污挪用。

其三，确保货币资金信息真实、账实相符、数据完整可靠。

其四，防范资产流失，确保国有资产安全完整。

其五，合理配置资产，提高固定资产使用效果。

其六，确保执行《中华人民共和国药品管理法》和卫生行政部门、药品监督管理部门有关药品管理的各项规定，保证医用安全。

其七，确保账实相符，信息真实完整。

三、公立医院资产控制审批权限

审批权限的具体情况如表 7-1 所示：

表 7-1　公立医院资产管理控制审批权限表

事项		审批人权限							
		经办部门负责人	财务部主任	归口管理部门负责人	主管院领导	院务会	局财务资产处	局长办公会	省财政厅
货币资金	银行账户的开立与撤销	—	审核	—	审批	—	审批	—	批复
	公务卡的开立	审核	审核	—	审批	—	—	—	—
	货币资金清查	—	组织						
实物资产	资产配置申请	审核	审核	审核	审批	审议	审批	审议	批复
	资产处置	审核	审核	审核	审批	审议	审批	审议	批复

四、公立医院资产控制部门及岗位职责

（一）主责部门：使用部门

（1）负责资产的日常保管与使用，正确使用资产使其发挥最大效能；

（2）在职责范围内保护资产的安全与完好，防止毁损、丢失；

（3）发现资产异常情况及时向归口管理部门反映；

（4）配合归口管理部门的资产清查、盘点、估价等资产管理工作。

（二）归口管理部门

1. 财务部

财务部负责货币资金、银行账户、公务卡、对外投资和应收款项的归口管理工作，具体包括：

（1）负责库存现金的日常管理；

（2）负责银行账户的开立、变更、撤销及日常管理；

（3）负责公务卡的开立、查询、还款、撤销及日常管理；

（4）负责对外投资的归口管理；

（5）负责组织应收款项的定期清理与对账催收工作；

（6）指导参与资产保管、使用部门的资产盘点管理工作。

2. 后勤保障部

后勤保障部负责办公设备、办公家具、车辆运输工具、房屋及构筑物等固定资产及办公用品与低值易耗品的归口管理工作，管理内容具体包括：

（1）贯彻执行财政部门有关固定资产管理的法律法规和方针、政策；

（2）负责制定医院固定资产、办公用品与低值易耗品的管理具体办法，并组织实施；

（3）负责固定资产电子化管理，建立档案数据库，提高工作效率和信息处理的能力；

（4）负责办理医院固定资产的新增登记、调拨、转让、报废核销等审核报批手续；

（5）负责医院固定资产的清查、核资、产权登记、统一报表及日常监督检查工作，协同有关部门进行资产评估；

（6）配合财务部的资产管理工作，定期与其核对信息，负责固定资产的定期盘点，保证账实相符；

（7）负责办公用品与低值易耗品的计划管理、过程控制、验收、保管与发放；负责对在用低值易耗品的台账登记、核算管理与控制。

3. 药学部

药学部负责医院医用材料和药品的归口管理，主要职责：

（1）负责全院的药品、耗材保管供应工作，对药品的有效期进行监督管理；

（2）负责监督采购员对药品、耗材登记入账的工作，负责管辖内药品、耗材的盘点工作，做到账物相符；

（3）负责对各药房药品发放工作；

（4）对破损变色、发霉、虫蛀、过期失效等质量不合格的药品，及时办理报废处理手续。

（三）配合部门：纪检办、审计部

负责医院资产控制工作的审计、监督与检查。

五、公立医院资产管理控制流程

医院资产管理控制流程主要涉及货币资金控制、银行账户控制、公务卡控制、实物资产控制、对外投资和应收款项控制。

（一）货币资金管理控制

①流程描述

表 7-2　货币资金管理控制表

环节	流程描述	输出要求
现金流程	①出纳根据单位现金使用需求，开具现金支票，限额 5 万元 ②出纳对现金予以保管，根据现金管理制度的规定，收支现金	支票使用备查簿 现金支票 现金日记账
	每月月末会计会同出纳对现金盘点（出纳盘点，会计监盘），填写现金盘点表	现金盘点表
现金流程	财务部主任审核	现金盘点表
	主管院领导审批，加盖预留印鉴	现金支票 银行结算票据

续表

环节	流程描述	输出要求
银行结算	出纳根据批准预算将经费拨入或将营业收费存入银行账户，经办部门提出支付申请，按支出流程完成审批后出纳支付款项，会计月终获取银行对账单	银行对账单
	会计每月月终将银行对账单与银行账余额相核对，核对不符的，要制作银行存款余额调节表，对未达账项不分金额大小，必须逐笔核实清楚。银行存款核对表及未达账项调整表必须由出纳人员、负责核对工作的会计人员共同签字并报财务部主任审阅	银行余额调节表

②流程图

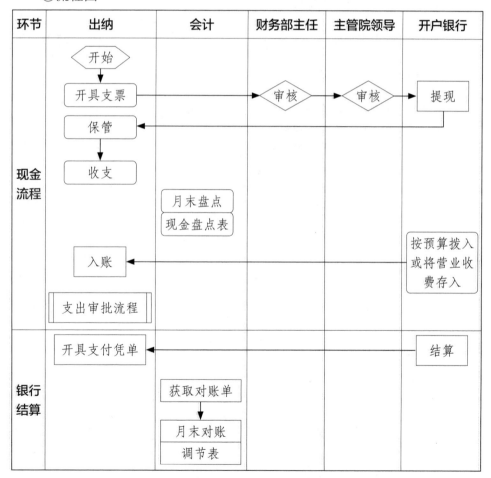

图 7-1 公立医院货币资金管理流程图

（二）银行账户控制

1. 银行账户的开立

①流程描述

表 7-3　银行账户控制表

环节	流程描述	输出要求
申请	①财务部出纳根据工作需要，提出《申请开立银行账户的呈批件》，并准备所需证明材料，由财务部处长审核； ②审批通过后，财务部出纳负责依据经批准的开户申请填写《省级预算单位开立银行账户申请（审批）表》，并向上级主管部门及省财政厅提出书面申请	申请开立银行账户的呈批件、省级预算单位开立银行账户申请（审批）表
申请	主管财务院领导审核	
申请	院长审批	
办理	①财务部出纳收到省财政厅的批复文件后，出纳赴开户银行办理开户手续，同时办理预留银行印鉴手续。 ②开户手续办理后 3 个工作日内，出纳持开户银行出具的《开立银行账户回执》到省财政厅备案	开立银行账户回执

②流程图

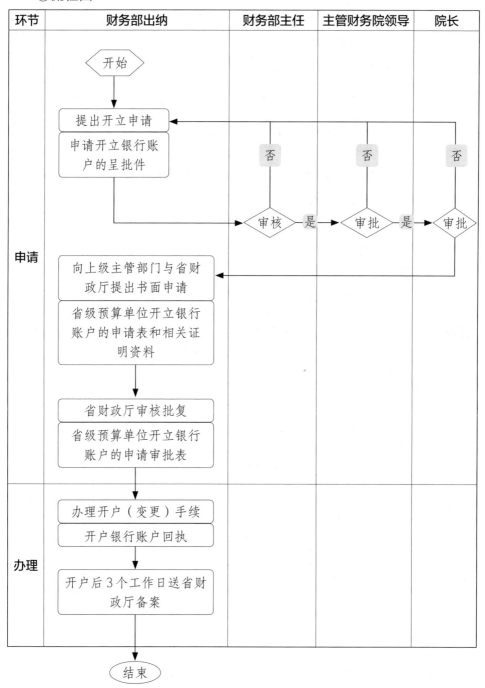

图 7-2 银行账户控制 – 银行账户的开立流程图

③注意事项

其一，单位银行账户的开立、变更，应当严格按照规定，由单位申请，上级部门审批后办理其他手续。

其二，使用专项资金的部门和单位，要对专项资金实行单独核算、专款专用。

其三，应当定期检查、清理银行账户的开立及使用情况。

其四，不准违反规定开立和使用银行账户。

其五，医院因业务发展需要开通银行账户网络查询、支付等功能，由医院财务部提出书面申请，经院长核准签批后，由专人在指定银行办理银行账户网络查询、支付等业务。

2. 银行账户的变更与撤销

①流程描述

表 7-4　银行账户的变更与撤销流程表

环节	流程描述	输出要求
申请	①需要变更、撤销银行账户时，由财务部出纳根据工作需要，提出《申请变更、撤销银行账户的呈批件》，并准备相关资料，由财务部主任审核 ②审批通过后，出纳填写《省级预算单位银行账户撤销、变更审批（备案）表》提交开户银行办理变更、撤销银行账户申请。银行销户手续完成后，出纳员应将销户情况报上级主管部门及省财政厅备案	申请变更、撤销银行账户的呈批件、省级预算单位银行账户撤销、变更审批（备案）表
	主管财务院领导审核	
	院长审批	
办理	开户银行出具变更、销户证明，出纳完成银行账户变更办理撤户手续 3 个工作日内，报上级主管部门及省财政厅备案	银行变更、销户证明

②流程图

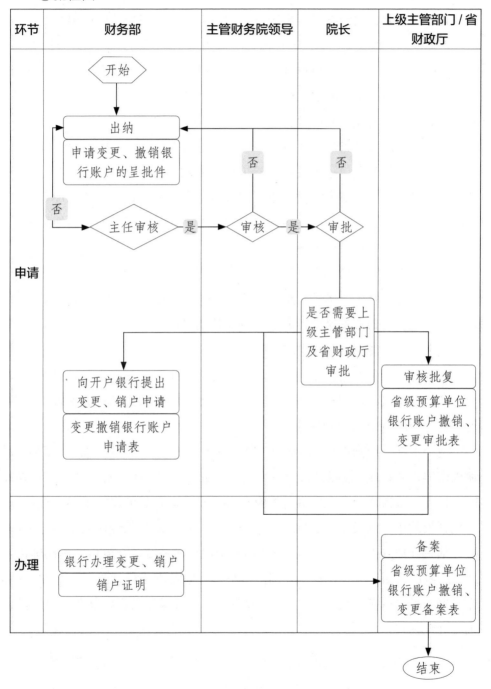

图 7-3　银行账户的变更与撤销流程图

③注意事项

其一，变更、撤销银行账户应提供的材料：《省级预算单位银行账户撤销、变更审批（备案）表》；银行出具的原账户销户证明；变更银行账户的，应提供原账户《省级预算单位开立银行结算账户批复》或《省级预算单位开立银行账户申请（审批）表》或经省财政厅审核的上年度省级预算单位银行账户备案表原件和盖章复印件。

其二，不需报经省财政厅审批但应按规定备案的事项：因开户银行内部机构整合、系统升级等事项变更开户银行或账号的；预算单位名称变更，但开户银行和账号不变更的；预算单位主要负责人或法定代表人、地址等变更的；预算单位主管部门发生变更，但开户银行和账号不变更的；其他按规定不须报经省财政厅审批的变更事项。

其三，需及时办理销户手续的情况：银行账户使用期满的；开立后一年内没有发生资金往来业务的；预算单位因机构改革等被撤销的；因账户违规，被有关部门责令限期撤销的；其他按规定应撤销的。

3. 印章及"U盾"和密码控制管理

医院银行支付票据由出纳保管，财务专用章由财务部指定专人保管，个人名章由其本人或者授权人保管，但个人名章不得授权出纳人员保管，也不得与财务专用章由同一人保管。

网上银行一级操作员（出纳员）根据审核无误的付款凭据，插入"U盾"，输入密码进入系统，按照付款内容逐笔录入划款信息，确认无误后进行划款；网上银行二级操作员（主管会计和财务部主任）对付款的原始单据进行审核（包括收款单位的发票、合同、单位账号、开户行及付款金额大小写等），财务部主任插入"U盾"，主管会计输入密码进入系统进行复核、授权确认。

医院网上银行的"U盾"分别由出纳员、财务部主任保管；一、二级操作员每个月必须及时更换一次密码。医院一、二级操作员密码分别由出纳员、主管会计保管。

（三）公务卡控制

1.公务卡的申领

①流程描述

表7-5 公立医院职工公务卡申领流程表

环节	流程描述	输出要求
申领	医院职工因办理公务需要开立公务卡的,由本人提出申请,填写《公务卡申请表》，申请人所在部门负责人审核	公务卡申请表
	经财务部主任审批通过后，出纳员联系发卡银行办理发卡事宜，申请人需配合填写银行相关表格。公务卡申办成功后，经财务部确认核实，由发卡行将持卡人姓名、卡号等信息统一录入公务卡支持系统管理，并将相关信息传输至国库集中支付系统，财务部再次确认后，实现国库集中支付系统中相应公务卡信息维护管理	公务卡

②流程图

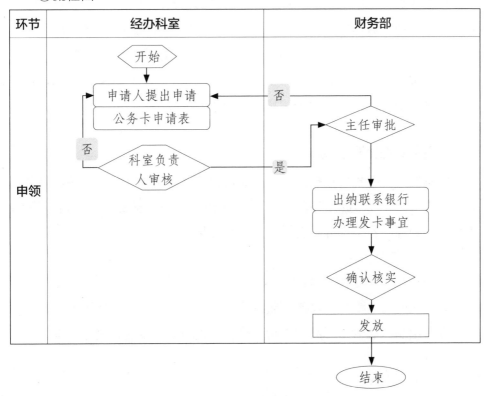

图7-4 医院职工公务卡申领流程图

2. 公务卡支付

持卡人办理公务卡消费支出报销业务时，应附上有关财务报销凭证、发票及公务卡消费凭单，持卡人应保证报销凭证与消费凭证的一致性。财务部出纳根据持卡人提供的姓名（卡号）、交易日期和消费金额等信息，登录国库集中支付系统，查询核对持卡人公务消费的真实性，审核确认后批准报销。

3. 公务卡的日常管理

公务卡结算的适用范围为预算单位财政授权支付业务中原使用现金结算的公用经费支出，包括差旅费、招待费和2万元以下的零星购买支出等。

公务卡的卡片和密码均由个人负责保管。公务卡遗失或损毁由持卡人自行到发卡行申请挂失后，通过财务部实现国库集中支付系统中相应公务卡信息维护管理。

财务部负责提供及确认公务卡支持系统的相关信息工作。若单位持卡人发生岗位调动、退休等情况，人事部门应及时通知财务部，财务部应及时办理公务卡的申领或停止使用等手续，并通知发卡行及时维护公务卡支持系统。现有持卡人员涉及公务卡的相关信息变动时，应自行通知财务部，财务部应及时通知发卡行更新相关信息，维护公务卡支持系统。

（四）实物资产控制

医院实物资产主要包括固定资产（包括房屋建筑物、办公设备、办公家具、运输工具）与存货（包括办公用品和低值易耗品、药品与医用材料等），由后勤保障部与药学部分别对固定资产与存货进行归口管理。

1. 固定资产控制

（1）固定资产的申购与验收

固定资产的申购与验收即房屋建筑物的申购与验收适用建设项目管理控制，办公用品和低值易耗品的申购、验收与领用参照本流程进行控制。

①流程描述

表7-6　公立医院固定资产申购与验收流程表

环节	流程描述	输出要求
资产购置申请	由各科室使用人提出需求并填写申请书。科室负责人对需求进行审核	××请购单
	后勤保障部对各科室需求进行汇总	××请购单汇总
	①后勤保障部对需求进行审核后报分管财务、业务院领导审批 ②后勤保障部采购岗通过信息系统向省局财处资产处网上申报资产购置计划，经省财政厅审批后，交采购岗。	××请购单汇总、申报资产购置计划
	分管财务、业务院领导审批通过后通知采购岗	××请购单汇总
	省财政厅对购置计划进行审批	资产购置计划
资产采购及验收	①后勤保障部组织实施采购，具体流程详见采购实施流程 ②实物资产到货后，后勤保障部根据合同协议、供应商发货单等对所购实物资产的品种、规格、数量、质量及其他内容进行验收，最终由后勤保障部出具验收单 ③后勤保障部对实物资产进行入库、编号、粘贴固定资产信息卡、填写固定资产管理卡，登记固定资产台账	验收单、固定资产管理卡、固定资产台账
	需求人对资产技术要求进行检查验收，以确定所购资产符合申请需求，能够达到预期效果	验收单
	后勤保障部资产管理员负责对验收单、合同、发票等资料检查核对，并登记入账	记账凭证

②流程图

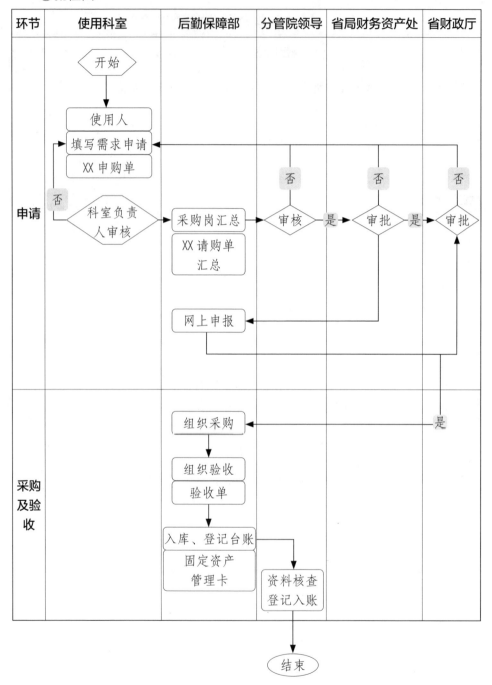

图 7-5　公立医院固定资产申购及验收流程图

（2）固定资产的领用与调拨

①流程描述

表7-7 公立医院固定资产领用与调拨流程表

环节	流程描述	输出要求
资产领用	①资产使用部门需求人填写固定资产领用单，并经科室责任人审批后，提交后勤保障部 ②资产使用部门需求者领取实物资产，并负责日常管理	固定资产领用单
	后勤保障部登记固定资产管理卡，办理实物资产出库	固定资产管理卡
资产调拨	科室需求者填写《固定资产内部调拨单》	固定资产内部调拨单
	调出和拨入科室负责人审核，后勤保障部审核，调整固定资产管理卡，办理移交手续（职工退休或调出本单位时，应及时将机关配置的办公设备及办公家具交后勤保障部后，再办理退休手续或调动手续）	固定资产管理卡

②流程图

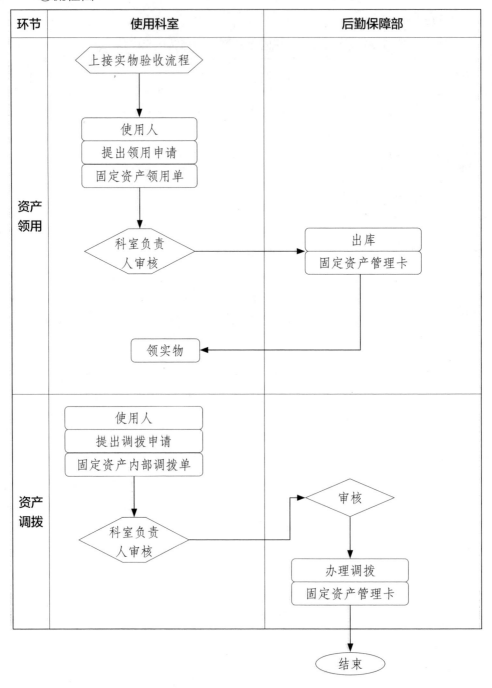

图 7-6　公立医院固定资产领用及调拨流程图

（3）固定资产的报损与处置

①流程描述

表7-8　公立医院固定资产报损与处置流程表

环节	流程描述	输出要求
报损与处置	资产使用部门编制固定资产报废单提出处置申请，报科室负责人审批	固定资产报废单
	后勤保障部组织相关人员进行鉴定、审核，报废物品处理确认单、处理意见书，交财务部审核	待报废物品入库单、报废物品处理确认单
	财务部根据处置资产的性质、金额的大小，核定是否需报上级主管部门与省财政厅审批	固定资产报废单、报废物品处理确认单
	财务部审核后报院分管领导审批，办理相关手续	

②流程图

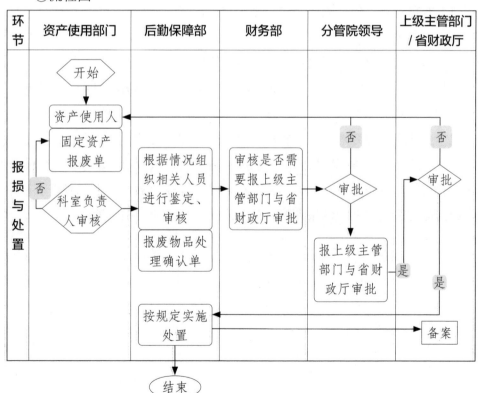

图7-7　公立医院固定资产报损与处置流程图

③注意事项

其一，固定资产实行"谁使用、谁保管"的管理原则。人为因素造成损毁或丢失的，应追究相关人员的管理责任和经济责任。

其二，固定资产处置范围：闲置或长期不使用的；因机构变动发生使用权变更的；达到报废期限或因技术原因不能安全有效使用的；盘亏及正常损失的；其他依照国家规定需要处置的。

其三，对于单项账面价值 20 万元以上，或批量账面价值 100 万元以上的固定资产，以及房屋、建筑物、车辆（船）等固定资产须报省卫生健康委、省财政厅批准。对于单项账面价值 20 万元以下，或批量账面价值 100 万元以下的固定资产报省卫生健康委审批，送省财政厅备案。

（4）固定资产盘点

后勤保障部至少每年组织一次固定资产盘点，与财务部资产管理岗、使用科室对账对物，保证账实相符、账账相符、账卡相符。

2. 存货控制

公立医院的存货主要包括办公用品和低值易耗品、药品与医用材料等。药品与医用材料在医院支出占比大，管理风险大，购领销流程复杂，其他存货（如办公用品和低值易耗品）支出占比小，消耗速度快，领用流程简易，因此本部分主要介绍对药品与医用材料的内部控制管理。

医院药品由药学部归口管理、医用材料由物资供应部归口管理。药品与医用材料的采购与验收将在本书第八章采购管理控制部分详述，本部分主要介绍药品与医用材料的领用调配、盘点及差异处理的控制管理。

①流程描述

表 7-9 药品与医用材料管理流程表

环节	流程描述	输出要求
领用调配	①医生填写用药及医用材料处方 ②库房填写打印出库单并发出药品与材料	医生处方、出库单
	药学部根据出库单登记数量金额台账	数量金额台账
	财务部根据出库单登记存货明细账	存货明细账
盘点及销毁处理	①药学部与财务部组成盘点小组，对库房药品与医用材料进行盘点 ②药学部与财务部分别就过期与账实差异得出处理意见 ③药学部与财务部根据批准的处理结果调整账务	盘点单、处理意见书
	提交主管院领导审批。	处理意见书
	麻醉药品、精神药品等特殊药品的销毁，上报长沙市卫生局，在其监督下销毁，并对销毁情况进行备案登记	销毁备案登记表

②流程图

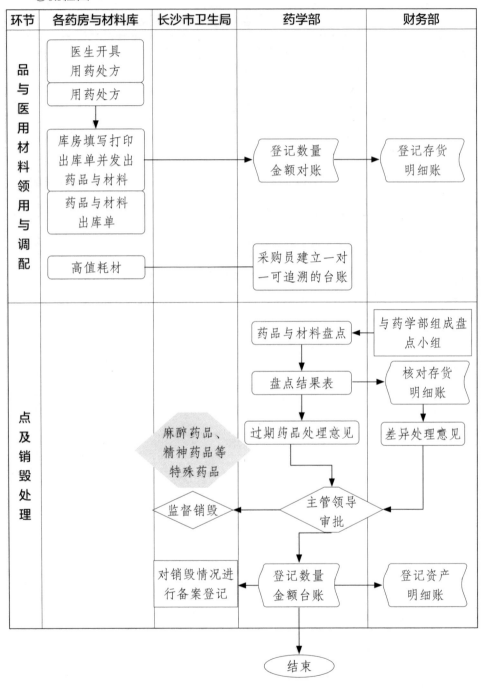

图 7-8　药品与医用材料管理流程图

③注意事项

其一，药品储存与保管实行分类管理，按贮藏条件分别储藏于冷库、阴凉库或常温库，危险品应存放在危险品库，麻醉药品、一类精神药品、毒性药品存放于保险柜内。

其二，储存期中定期检查，保管过程本着先进先出、易变先出、近期先出的原则，防止药品存放过久，库房管理员必须做好养护记录，包括养护品种的进出时间、品质及每次检查的情况，距有效期半年进行报警。

其三，按药品养护的要求，定期对在库药品根据流转情况进行养护与检查，做好养护记录，建立养护档案。发现质量问题及时处理，对有问题的药品摆放明显标识并暂停发货。

其四，对所有药品要登记入账，出库后核对库存，保证账物相符，每半年按时盘点。

（五）公立医院对外投资控制

医院对外投资是指在保证业务正常运转和事业发展的前提下，按照国家有关规定可行的，以货币资金、实物资产、无形资产等方式向医院以外的其他经济实体进行的投资。对外投资的控制目标：确保对外投资合法合规；确保投资行为的科学性、合理性，提高投资的经济效益；确保对外投资资产的安全完整。

①流程描述

表 7-10　公立医院对外投资流程表

环节	流程描述	输出要求
投资立项与决策	经办部门选择投资项目，编制项目建议书及可行性研究报告，经部门负责人审批	项目建议书及可行性研究报告
	组织专家对项目建议书及可行性研究报告进行论证；广泛听取医院各部门干部职工意见的基础上报院领导审批	投资方案
	财务部就投资项目所需资金、预期现金流量、投资收益以及投资的安全性进行审核	
	院主管领导进行审批	
	提交预算管理委员会审议	会议纪要、批复文件
	报上级主管部门与省财政厅审批	批复文件
投资实施	经办部门根据批复文件实施投资，进行相关账务处理及后续跟踪管理	投资合同、协议、章程、工商登记
投资收回与处置	经办部门按投资协议及时足额收回投资资产，导致提前或延期收回或其他非正常处置的，应报财务部审核，院主管领导及预算管理委员会审议批准，并向上级主管部门与省财政厅报备。由审计部和纪检监察对投资项目全过程进行监督，并在对外投资处置完成后对该项目投资进行总体评价	投资处置方案及申请报告

②流程图

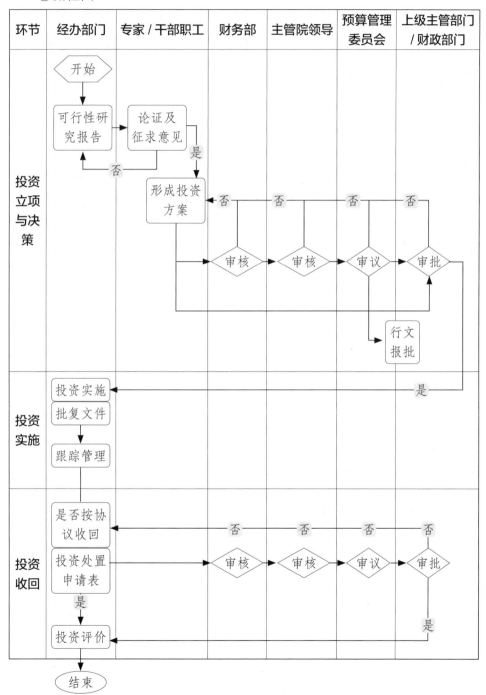

图 7-9　对外投资流程图

（六）应收款项控制

应收款项是指医院在提供医疗服务或开展有偿服务等业务活动中，与其他单位和个人发生经济往来时所形成的应收和预付款项，包括应收医疗款、应收账款、预付款项和其他应收款等，应收款项控制管理包括实施过程、监督、清理等三个部分。

①流程描述

表 7-11　应收款项控制流程表

环节	流程描述	输出要求
实施过程	职能科室或责任人接收到财务部的催收数据后，安排催收或申报借支、缴纳借支等	往来款清单
	财务部定期向职能科室或责任人提交数据信息；根据回款凭证，办理账务处理	往来款清单
监督	职能科室、纪检办、审计部接收到财务部数据信息后，安排各自的检查工作，并形成分析报告或监察记录反馈给主管院领导	分析报告 监察记录
	审阅分析报告及监察室的监察记录，必要时，约谈财务部或职能科室	—
清理	财务部联合职能科室、监察室、审计部组成清查小组，每年年底对医院应收款项进行清理，形成清理报告	清理报告 国有资产处置请示
	主管院领导对清理报告进行审阅，需要处置时进行审批	—
	省卫生健康委财务资产处对请示处置的坏账审批并进入国有资产处置审批流程	—

②流程图

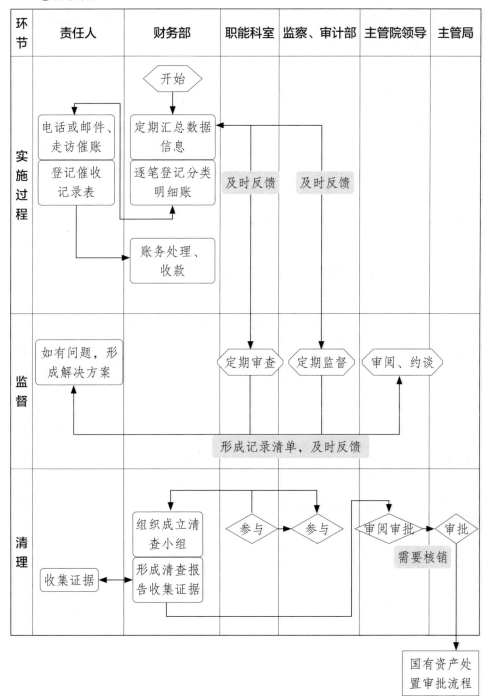

图 7-10 应收款项控制流程图

③注意事项

其一，医院财务管理部门应当按照客户设立应收款项台账，详细反映内部各业务部门以及各个客户应收款项的发生、增减变动、余额及其每笔账龄等财务信息。

其二，医院对逾期的应收款项，应当采取多种方式进行催账；对重大的逾期应收款项，可以通过诉讼方式解决。

其三，医院应当在落实内部催收款项的责任时，遵循"谁借款，谁负责"的原则，将应收款项的回收与内部各职能科室的绩效考核及其奖惩挂钩。

其四，医院在清查核实的基础上，对确实不能收回的各种应收款项应当作为坏账损失，及时进行处理，并按照会计制度规定的方法进行核算。

六、公立医院资产控制流程风险

表 7-12　公立医院资产控制流程风险表

风险编号	风险点	风险点描述	风险类别	风险级别	风险控制责任岗位（部门）
ZCGL 01	货币资金管理风险	货币资金未实行归口管理，可能导致账外设账，私存"小金库"	管理	中	财务部
ZCGL 02	货币资金管理风险	货币资金不相容岗位未能有效分离，可能导致利益冲突甚至舞弊	管理	中	财务部
ZCGL 03	货币资金管理风险	货币资金的定期核查（包括盘点、对账等）程序执行不到位，可能导致资金被贪污、挪用而不能及时发现	管理	中	财务部
ZCGL 04	货币资金管理风险	账户设置不规范，管理责任不清晰，难以强化资金监管。账户开立、变更及撤销程序履行不到位，如未经过授权审批或越权审批，难以切实解决预算单位开户过多过滥、账外设账等问题	管理	中	财务部

续表

风险编号	风险点	风险点描述	风险类别	风险级别	风险控制责任岗位（部门）
ZCGL 05	货币资金管理风险	账户使用规定不明确，或账户使用过程缺乏有效监管，对于清理排查出的违规账户的撤销并不及时、不彻底，可能为一些违规问题的产生提供了机会	管理	低	财务部
ZCGL 06	公务卡管理风险	公务卡申领未经单位适当审核，可能造成无关人员持卡，加大单位管理成本	管理	低	财务部
ZCGL 07	公务卡管理风险	公务卡的使用与报销程序不严格，可能造成单位资金损失	管理	低	财务部
ZCGL 08	实物资产管理风险	资产配置申请制度不健全、岗位分工不合理，请购程序不规范，容易产生资产配置舞弊行为；请购依据不充分，请购未经适当审批或超越授权审批，可能导致资产配置过量、超标或不足，影响医院职能活动的正常开展；资产配置申请确定的配置方式不符合国家政策法规的规定，或未按规定纳入政府采购管理，容易产生资产配置违法违规行为，遭到有关主管部门的行政处罚	管理	中	后勤保障部
ZCGL 09	实物资产管理风险	资产取得验收机构职责不清晰，验收程序不规范，验收人员选择不当，可能导致接收资产质量不合格，影响资产使用效果；资产验收标准不明确，验收报告编审不到位，对验收中存在的异常情况不作处理或及时处理，可能造成账实不符、资产购置损失；已验收资产未及时办理入库、编号、建卡、调配和投保等手续，可能造成账实不符、资产闲置、丢失或使用不当等问题	管理	中	后勤保障部
ZCGL 10	实物资产管理风险	资产领用调剂行为不符合国家政策法规的规定，容易造成资产使用中的不当损失和浪费，并遭到主管部门的行政处罚；资产领用调剂申请未经归口审核、授权审批，可能导致资产领用调剂不符合单位实际需要，造成资源浪费和损失	管理	中	后勤保障部

续表

风险编号	风险点	风险点描述	风险类别	风险级别	风险控制责任岗位（部门）
ZCGL 11	对外投资管理风险	决策失误、决策程序不当，盲目投资，导致国有资产流失或国有资产遭受重大损失的风险	管理	高	财务部
ZCGL 12	对外投资管理风险	没有对投资项目实施跟踪管理，及时、全面、准确地记录对外投资的价值变动，未按期收回对外投资及处置不合规，造成国有资产流失的风险	管理	中	财务部
ZCGL 13	应收款项管理	没有建立应收款项台账制度，没有对应收账款进行辅助管理；没有建立定期清查制度，长期不对账；未建立坏账核销管理制度，导致应收账款长期挂账，无法收回	管理	低	财务部

七、公立医院资产控制矩阵

表 7-13　公立医院资产控制矩阵表

风险编号	控制点名称	控制描述	控制类型	控制文档	控制频率	控制责任人（部门）
ZCGL 01	货币资金归口管理	医院货币资金的支付、保管由出纳员负责	预防	—	每次	财务部
ZCGL 02	货币资金不相容岗位分离	按照内部控制的要求，出纳人员不得兼任稽核、会计档案保管和收入、支出、费用、债权债务账目的登记工作。医院出纳人员未兼任前述任何一项工作。出纳人员仅负责货币资金业务中收入与支付的工作，除此之外的审批、复核等均不得由出纳人员负责	预防	—	每次	财务部

风险编号	控制点名称	控制描述	控制类型	控制文档	控制频率	控制责任人（部门）
ZCGL 03	货币资金的清查盘点	医院库存现金每月月末清查盘点一次，指定会计人员对现金进行盘点并与现金日记账核对。医院银行存款每月与银行对账单进行核对，核对工作由出纳以外的会计人员执行，对余额不符每一笔金额进行查对，查明原因并编制余额调节表	预防	库存现金盘点表、银行对账单、余额调节表	每月	财务部
ZCGL 04	银行账户的开立与变更	财务部出纳根据工作需求，提出开立（变更）银行账户的书面申请，由财务部主任审核后，报分管财务院领导和院长审批	预防	银行账户开立变更申请书	每次	财务部
ZCGL 05	银行账户的撤销	需要撤销银行账户时，由财务部出纳根据工作需要，提出撤销银行账户的书面申请，由财务部主任审核后，报分管财务院领导审批	预防	银行账户撤销申请书	每次	财务部
ZCGL 06	申领公务卡审核	医院职工因为办理公务需要开立公务卡的，由本人提出申请，填写《公务卡申请表》，申请人所在部门负责人审核批准后报财务部处长审批	预防	公务卡申请表	每次	财务部
ZCGL 07	支付与报销公务卡审核	持卡人办理公务卡消费支出报销业务时，填写《公务卡费用报销单》，会计人员履行核对报销凭证与消费凭证的一致性	预防	公务卡费用报销单	每次	财务部

续表

风险编号	控制点名称	控制描述	控制类型	控制文档	控制频率	控制责任人（部门）
ZCGL 08	实物资产配置的申请	各科室的资产配置需求首先由各科室负责人审核，再报后勤保障部审核，后勤保障部主要对需配置资产的必要性、资产是否符合配置标准以及能否调剂解决等方面作出判定并审核。对于能通过调剂解决的资产配置需求，需求部门应履行资产调剂手续。不能调剂解决的，由后勤保障部发起请购程序，后勤保障部将采购需求报到财务部，财务部申报预算。预算经省财政厅批复后，后勤保障部购置资产	发现	固定资产购买申请单	每次	后勤保障部
ZCGL 09	实物资产的验收	实物资产验收由后勤保障部负责组织，资产使用部门及相关科室应参与验收	预防	验收单	每次	后勤保障部
ZCGL 10	实物资产的领用与调拨	实物资产领用应当由资产使用需求部门填写《资产领用单》，注明领用理由、领用资产的用途等内容，并经使用部门负责人审核批准后，提交后勤保障部复核后领取实物资产	预防	资产领用单	每次	后勤保障部
ZCGL 11	投资项目的决策	经办部门对投资立项进行充分论证与评估分析，报上级主管部门归口审批管理，投资决策实行集体决策	预防	投资方案、可研报告、决策会议纪要	每次	财务部
ZCGL 12	投资项目的核算	经办部门对投资项目进行跟踪管理，及时掌握被投资单位的财务状况和经营情况，加强对投资收益收取的控制，对非正常收回投资进行报批	发现	投资处置方案及申请报告	每年	财务部

续表

风险编号	控制点名称	控制描述	控制类型	控制文档	控制频率	控制责任人（部门）
ZCGL 13	应收款项管理	财务部负责应收款项台账建立，审计部定期审核应收账款账务管理情况；建立定期清查制度及坏账核销管理制度，避免应收款项长期挂账，组织审计部、职能部室、监察室，对应收款项进行清理检查，重点关注3年以上应收款项	发现	催收对账单、清理报告	定期	财务部

八、公立医院资产管理控制关键文档

表 7-14　公立医院资产控制关键文档表

文档名	编制者	留存人
现金盘点表	会计	财务部
银行存款余额调节表	会计	财务部
申请变更、撤销银行账户的呈批件	出纳	财务部
省级预算单位银行账户撤销、变更审批（备案）表	出纳	财务部
申请变更、撤销银行账户的呈批件	出纳	财务部
省级预算单位开立银行账户申请（审批）表	出纳	财务部
公务卡申请表	各科室需求人员	财务部
×××申购单	各科室需求人员	采购部门
资产验收单	后勤保障部资产管理员	后勤保障部、财务部
资产领用单	各科室需求人员	采购部门
资产内部调拨单	各科室需求人员	采购部门
固定资产报废单	各科室需求人员	采购部门
固定资产台账	后勤保障部资产管理员	后勤保障部、财务部

续表

文档名	编制者	留存人
投资方案、可研报告、专家论证表，申请报告	经办部门	财务部
决策会议纪要、批复文件	办公室	办公室、经办部门
催收对账单、清理报告	财务部	财务部
高值耗材申请购置单	—	—
《申购月计划表》《低值易耗品库存明细表》《低值易耗品领用明细表》	后勤保障部	后勤保障部、财务部

九、公立医院资产管理控制不相容职责分离

（1）货币资金支付的审批与执行；

（2）货币资金的保管与盘点清查；

（3）货币资金的会计记录与审计监督；

（4）银行账户开立及撤销的申请与审核；

（5）公务卡的开立及销毁的申请与审核；

（6）资产配置及处置的申请与审核；

（7）资产的配置与验收；

（8）投资计划的编制与审核；

（9）投资项目的实施与监督评价。

十、公立医院资产管理控制相关依据

（1）国家级相关法律、法规和文件；

（2）地方级相关法律、法规和文件；

（3）本单位相关文件、制度和规定。

第八章

公立医院采购管理控制

一、公立医院采购管理概述

（一）采购的概念

采购是指以合同方式有偿取得货物、工程和服务的行为，采购是医院开展日常工作的重要业务，既是一个单位"实物流"的重要组成部分，同时又与"资金流"密切相关。

采购业务的内部控制是指根据国家的采购法律、法规、规章、制度的规定，结合采购业务管理的特点和要求而制定的，旨在规范采购管理活动，体现采购"公开、公平、公正、诚信"原则的制度和办法。按照"先预算，后计划，再采购"的工作原则，建设完善的采购业务内控制度是提高采购质量和效益的有效措施。

（二）采购的类别及范围

医院采购一般包括货物类、工程类和服务类。同时又分为政府采购与自行采购两大类，政府采购指医院使用财政性资金，采购政府集中采购目录以内的或者政府采购限额标准以上的货物、工程和服务的行为。政府集中采购目录和政府采购限额标准遵照省人民政府或其授权的机构公布的执行；药品采购应严格按照上级有关药品集中招标采购工作的相关政策执行，在省集中招标采购平台上进行挂网采购。

（三）公立医院采购所涉及的部门

决策机构：预算管理委员会、药事委员会、医院采购领导小组、药品集中采购领导小组。

归口部门：采购部门、后勤保障部、药学部。

协作部门：纪检办、审计部、医务部、财务部。

二、公立医院采购控制目标

其一，规范全院采购行为，提高全院采购资金的使用效益和效率，保护采购当事人合法权益，促进廉政建设。

其二，建立完善的采购内部管理制度，建立健全政府采购预算与计划管理机制，合理安排采购计划，保证采购计划科学合理，具有财力保障。

其三，严格执行《政府采购法》《药品集中采购监督管理办法》《进一步规范医疗机构药品集中采购工作的意见》等，按照计划办理采购业务，保证应当纳入集中采购的项目都已采取集中采购程序。

其四，采购过程规范，资产接收和验收岗位有效分离，确保采购工作达到预期目标，价格不高于市场同类产品水平。

其五，严格采购信息管理，防止机密信息泄露。

三、公立医院采购管理控制审批权限

表 8-1　公立医院采购管理审批权限表

事　项		审批人权限						
		经办部门负责人	归口管理部门	财务部	主管业务副院长	主管财务院领导	院长	预算管理委员会 / 药事委员会等
采购预算与计划管理		审核	审核	汇总、审核	审核	审核	审批	审议
采购活动管理	采购需求申请	审核	审核	审核	审核	审核	审批	—
	代理机构选择	—	拟定	—	—	—	—	—
	供应商确定	—	拟定	—	审核	—	审批	—

续表

事　项		审批人权限						
		经办部门负责人	归口管理部门	财务部	主管业务副院长	主管财务院领导	院长	预算管理委员会／药事委员会等
采购监督	采购信息公开	—	核实，对采购信息整理，编制分析报告	审核公布	—	审核	审批	—
	质疑与投诉处理	审核	审核	—	审核	—	—	—

四、公立医院采购部门及岗位职责

（一）决策机构：预算管理委员会、药事委员会等

预算管理委员会、药事委员会等是医院采购工作的决策机构。其主要职责如下：

（1）审定采购管理制度；

（2）审定医院年度采购预算；

（3）审议重大项目的招标方案、委托合同及其他重要文件；

（4）研究审议政府采购过程中出现的特殊问题；

（5）负责审核医院临床科室申请的新购入药品、适时调整药品品种结构；

（6）负责骨科植入、普外、胸外、妇科、血液净化、口腔科等高值医用耗材的采购；

（7）研究审议其他采购工作中的相关事项。

（二）归口部门

1. 采购部门

（1）负责制订医院办公用品、低值易耗品的采购计划，根据经济、适用、合理的原则选择供货单位；

（2）严格执行验收入库制度，把好入库物品的数量关、质量关，发放物品实行申请审核制，严把物品的出库关；

（3）负责填写库存物品卡片，保管好库存物资；

（4）负责清仓查库工作，确保账物相符；

（5）负责仓库的卫生、安全、防火、防盗、防潮等工作；

（6）负责医院零星用品的采购、保管和发放工作；

（7）负责办公家具、办公大楼、住院大楼损耗品的采购、保养等工作；

（8）对办公用品管理各环节出现的责任事故负直接责任。

2. 药学部

（1）在主管院长领导下，负责全院的药械采购、供应、调配等工作，负责做好医院药事管理委员会的日常工作；

（2）负责药品的供应管理工作，做好药品质量管理；

（3）加强药事管理方面工作的具体落实；

（4）严格执行"金额管理、数量统计、实耗实消"的经济管理办法。

（三）协作部门

1. 财务部

（1）负责全院采购预算汇总编报工作；

（2）负责全院政府采购计划备案工作；

（3）负责全院政府采购预算控制的归口管理，依据预算批复监督归口部门实施采购流程；

（4）负责政府采购信息分析报告的审核和公布上报事宜。

2. 医务部

负责临时申请仅适用于抢救急需、突发性疾病急需或外院专家会诊急需的药品，对临床科室主任书面申请一次性购入的申请理由进行审核并签署意见审批。

3.纪检办、审计部

负责对全院采购活动过程实施监察；对采购文件、供应商资格进行审查；对采购活动、采购合同签订、验收等采购环节进行监督。

五、公立医院采购控制流程

医院采购管理流程主要涉及采购预算与计划、采购活动管理、采购履约验收及资金支付、采购信息管理。

（一）采购预算与计划

1.药品及医用材料

①流程描述

表8-2　药品及医用材料采购预算与计划管理流程表

环节	流程描述	输出要求
编制采购预算	各临床科室根据上年度经营情况和本年度经营计划编制采购预算，经科室负责人审核	采购预算
	医械科采购岗汇总采购预算	—
制订采购计划	①药品采购计划由药库保管人员根据实际使用量拟定，由医械科主任审核，再经主管院领导批准后方有效 ②高值耗材采购计划应由使用科室经治医师根据患者情况，并经患者同意后填写高值耗材申请购置单，报科室主任同意，药学部主任审核 ③采购岗根据集中招标采购的政策通过网上集中采购工作平台采购	采购计划
	提交主管院长、药事委员会、药品集中采购领导小组批准	—

②流程图

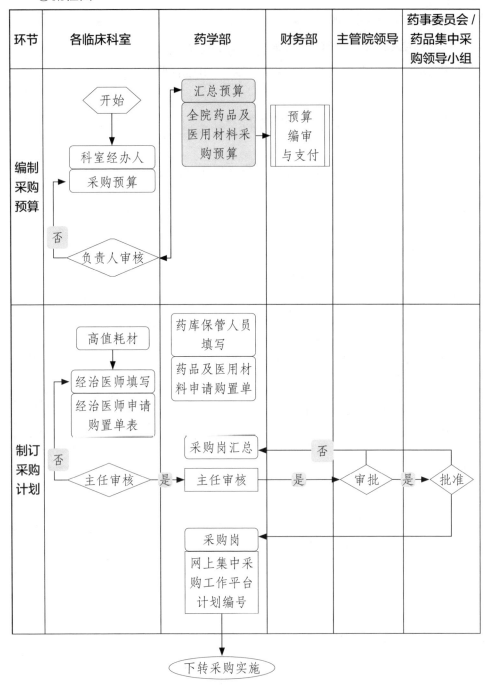

图 8-1　药品及医用材料采购预算与计划管理流程图

2. 其他采购

①流程描述

表 8-3　其他采购预算与计划管理流程表

环节	流程描述	输出要求
编制采购预算	各科室根据年度工作计划和资产配置情况，申报编制预算，经科室负责人审核	采购预算
	后勤保障部采购岗汇总采购预算，形成医院采购预算，转预算编审流程	政府采购预算
制订采购计划	后勤保障部根据库存情况制订办公用品及低值易耗品的月采购计划，其他由各科室根据需要制订提交采购计划	采购计划
	①后勤保障部采购岗审核后，将全院采购计划申请表报后勤保障部主任审核 ②财务部将汇总采购计划报省卫生健康委财务资产处审核,其中,政府采购通过财政厅政府采购一体化信息系统向财务资产处报审 ③财务资产处审核后提交财政厅备案并自动取得计划编号	单位年度采购计划、采购计划编号

②流程图

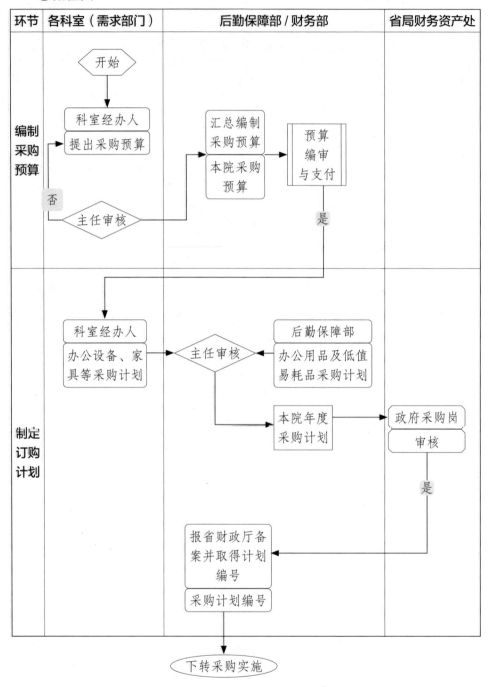

图 8-2　其他采购预算与计划管理流程图

③注意事项

采购的三种管理模式如表 8-4 所示：

表 8-4　三种类型采购的管理范围表

类型	范围
委托采购代理机构组织的政府采购	纳入集中采购目录的政府采购项目
自行组织的政府采购	①未纳入集中采购目录的项目； ②纳入集中采购目录的政府采购项目，属于医院有特殊要求的项目，经相关部门审批
自行组织的零星采购	未纳入集中采购目录，且金额未达到政府采购金额

选择委托代理采购机构应注意的是，省级财政拨付资金的预算项目，须按照统一管理，从省级财政的备选库中抽取招标代理机构。具体操作方式由医院有关人员到省财政厅代理机构备选库中随机抽取，单位不得违反省级已有的规定自行选择招标代理机构。

（二）采购活动管理

①流程描述

医院药品及医用材料通过政府集中招标采购平台进行挂网采购，严格执行中标价进行管理，若与国家发改委调价不一致的，以就低不就高的原则执行，未中标的药品品种执行国家最新价格政策。

本采购活动管理主要指医院采购药品及医用材料之外的其他采购活动，采购方式、范围、流程如表 8-5 所示：

表8-5　公立医院采购活动管理流程表

方式	适用范围	采购过程
公开招标采购	集中采购目录以内的或者公开招标数额标准以上的货物、工程和服务	编制招标文件→发布招标信息及发售招标文件→组建评标委员会→开标→评标→发布中标公告→发出中标通知书→签订采购合同
邀请招标采购	①具有特殊性，只能从有限范围的供应商处采购的 ②采用公开招标方式的费用占政府采购项目总价值的比例过大的	发布资格预审公告和资格预审文件→资格审查→编制招标文件→开标→评标→发布中标公告→发出中标通知书→签订采购合同
竞争性谈判采购	①招标后没有供应商投标或者没有合格标的，或者重新招标未能成立的 ②技术复杂或者性质特殊，不能确定详细规格或者具体要求的 ③非采购人所能预见的原因或者非采购人拖延造成采用招标所需时间不能满足用户紧急需要的 ④因专利、专有技术或者服务的时间、数量事先不能确定等不能事先计算出价格总额的	成立谈判小组→制定谈判文件→邀请供应商→供应商提交首次响应文件→谈判→确定成交供应商→签订采购合同
单一来源采购	①只能从唯一供应商处采购的 ②发生了不可预见的紧急情况不能从其他供应商处采购的 ③必须保证原有采购项目一致性或者服务配套的要求，需要继续从原供应商处添购，且添购资金总额不超过原合同采购金额百分之十的	成立单一来源采购小组→编制单一来源采购文件→协商采购→确定成交供应商→发布成交公告→签订采购合同
询价采购	采购的货物规格、标准统一、现货货源充足且价格变化幅度小的政府采购项	成立询价小组→制定询价通知书→邀请供应商→供应商提交首次响应文件→询价→确定成交供应商→签订采购合同
其他	定点采购、协议供货等	—

②流程图

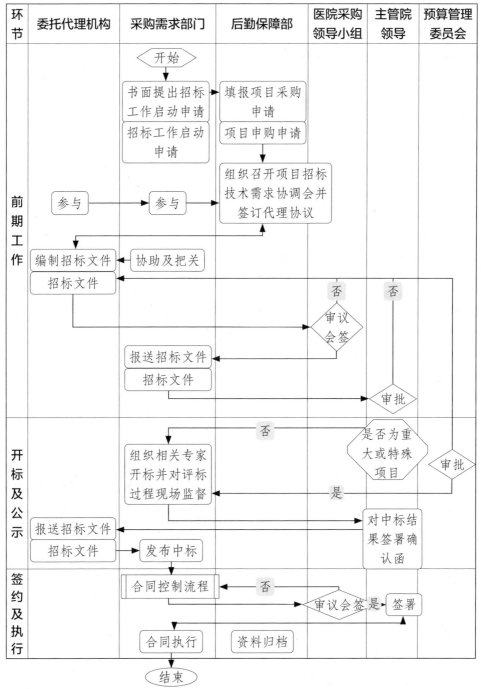

图 8-3 公立医院采购活动管理流程图

（三）采购履约验收及资金支付

①流程描述

表8-6　采购履约验收及资金支付流程表

环节	流程描述	输出要求
组织验收	归口部门按照批复的预算和计划实施完采购后，提出验收申请	验收申请
	针对药品及医用材料，由药学部组织验收	验收单
	针对其他采购，由后勤保障部仓库组织验收或成立验收工作小组验收	验收单
资料归档	通过验收后，归口部门整理采购的全过程资料，属政府采购的交后勤保障部政府采购岗，其他采购的全过程资料自己留存	验收单及采购的全过程资料
	后勤保障部政府采购岗核对政府采购所有过程资料是否齐全，每个项目单独装订保管	档案登记
支付采购资金	归口部门提出付款申请，按支出审批流程执行	付款申请

②流程图

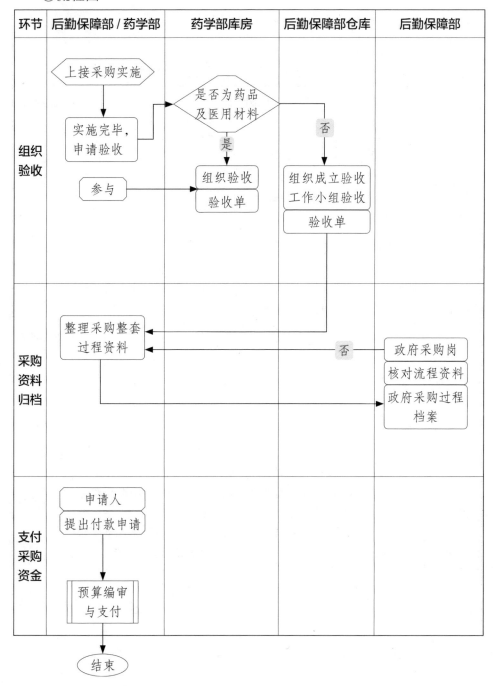

图 8-4　采购履约验收及资金支付流程图

（四）采购信息管理

本流程主要针对政府采购及药品与医用材料的采购。

①流程描述

表8-7　公立医院采购信息管理流程表

环节	流程描述	输出要求
供应商质疑	院接到供应商的书面质疑后,归口部门对质疑事项进行核实,形成书面答复意见,主任审核 归口部门在接到供应商质疑后的规定3个工作日内将经审批的书面答复意见回复给质疑供应商	书面答复意见
	分管业务院领导审批	书面答复意见
接受投诉调查	院在接到政府采购监督管理部门或医药监管部门发送的投诉书副本之日起3个工作日内,由归口部门编写书面说明并整理相关证据、依据和其他有关材料,经主任审核 审批通过后,归口部门以书面形式向政府采购监督管理部门或医药监管部门做出说明,并提交相关证据、依据和其他有关材料	书面说明
	纪检办主任审核	书面说明
	分管业务院领导审批	书面说明
信息统计分析	单位每半年对政府采购信息进行统计分析。政府采购岗将相关政府采购信息资料收集整理,并与财务部沟通,编制《政府采购信息统计分析报告》,经主任审核。经财务部审核后内部通报或按规定在指定的政府采购信息发布网站公告	政府采购信息统计分析报告

②流程图

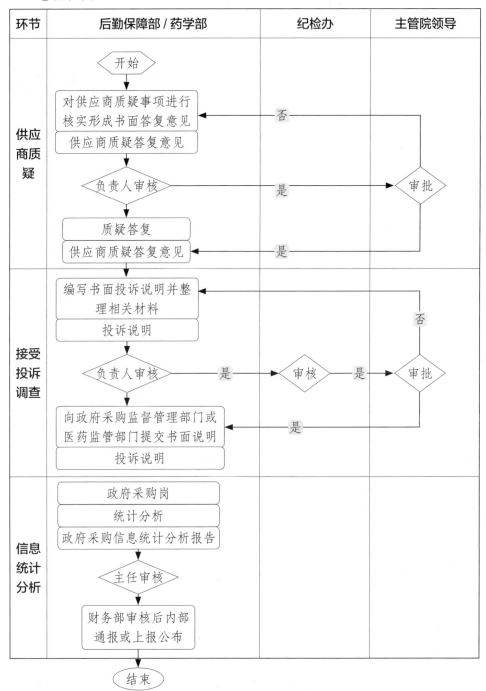

图 8-5　公立医院采购信息管理流程图

六、公立医院采购控制流程风险

表8-8　公立医院采购控制流程风险表

风险编号	风险点	风险点描述	风险类别	风险级别	风险控制责任岗位（部门）
ZFCG 01	采购预算与计划风险	预算编制、采购计划和资产管理等部门或岗位之间缺乏沟通协调机制，导致采购与预算管理、资产管理脱节	管理	中	采购需求部门
ZFCG 02	采购预算与计划风险	采购计划与采购预算不一致，导致采购超预算或者缺乏充分的预算依据	管理	中	归口部门
ZFCG 03	采购活动风险	采购活动主责部门不明确，可能出现多头采购，导致采购失控	管理	中	归口部门
ZFCG 04	采购活动风险	采购活动不相容职务未有效分离，可能导致利益冲突甚至舞弊行为	管理	中	归口部门
ZFCG 05	采购活动风险	通过"化整为零"等方式规避政府采购，未能严格执行相关法规	管理	中	归口部门
ZFCG 06	采购活动风险	未按照规定组织执行验收程序，可能导致采购物资不符合要求	管理	中	归口部门及库房
ZFCG 07	采购信息管理风险	采购业务质疑投诉处理不当，可能导致政府形象受损	管理	低	归口部门
ZFCG 08	采购信息管理风险	没有对政府采购信息进行统计分析，可能导致政府采购决策有用性降低	管理	中	归口部门
ZFCG 09	采购信息管理风险	未按照规定保存政府采购业务相关档案，可能导致法律风险	管理	中	财务部

七、公立医院采购控制矩阵

表8-9 公立医院采购流程风险控制表

风险编号	控制点名称	控制描述	控制类型	控制文档	控制频率	控制责任人（部门）
ZFCG 01	采购预算与部门预算一起编制	在编制医院下一年度部门预算时，需同时编制采购预算	预防	预算明细表	年度	采购需求部门
ZFCG 02	编制采购计划	归口部门采购岗与各科室沟通后，严格按照批准的采购预算编制要求，在规定的时间内，汇总编制《采购计划申请表》	预防	采购计划申请表	年度	归口部门
ZFCG 03	各部门提出申请	归口部门根据各单位按批复安排提出的采购计划，对需要招标的项目启动招标工作申请	预防	招标工作启动申请	年度	归口部门
ZFCG 04	审核采购方式是否合规	归口部门采购岗审核各科室采购计划申请表是否合规，填报政府采购实施计划备案表	预防	项目采购申请	每次	归口部门
ZFCG 05	选择代理机构	归口部门召集招标公司、采购需求部门召开项目招标技术需求协调会	预防	项目采购申请	每次	归口部门
ZFCG 06	组织验收	验收工作按照职责分工对照采购合同中验收有关事项和标准核对每项验收事项，及时组织验收，填写《采购货物验收单》	预防	采购货物验收单	每次	归口部门及库房

续表

风险编号	控制点名称	控制描述	控制类型	控制文档	控制频率	控制责任人（部门）
ZFCG 07	处理供应商质疑	医院接到供应商的书面质疑后，归口部门对质疑事项进行核实，形成书面答复意见，主任审核，主管副院长审批。归口部门在接到供应商质疑后，应在3个工作日内将书面答复意见回复给质疑供应商	预防	对供应商投诉事项的管控措施	每次	归口部门
ZFCG 08	对政府采购信息进行统计分析	医院每半年对政府采购信息进行统计分析。归口部门将相关政府采购信息资料收集整理，与财务部沟通，编制《政府采购信息统计分析报告》	预防	政府采购信息统计分析报告	年度	归口部门
ZFCG 09	档案管理	医院由归口部门政府采购岗负责政府采购相关资料的归口管理	预防	档案登记	年度	归口部门

八、公立医院采购控制关键文档

表 8-10　公立医院采购控制关键文档表

文档名	编制者	留存
采购预算申请表	各科室	财务部
政府采购预算批复	省财政厅	财务部
采购计划	各科室	归口部门
××采购申报	各科室	归口部门
××采购月计划表	库房	归口部门
政府采购实施计划备案表	政府采购管理岗	归口部门
采购合同	归口部门	归口部门、办公室、财务部
采购货物验收单	库房	归口部门
政府采购信息统计分析报告	政府采购管理岗	归口部门、财务部

九、公立医院采购控制不相容职责分离

（1）政府采购预算、计划的编制与审批；

（2）采购计划的执行与监督；

（3）采购计划的执行与验收。

十、公立医院采购控制相关依据

（1）国家级相关法律、法规和文件；

（2）地方级相关法律、法规和文件；

（3）本单位相关文件、制度和规定。

第九章 公立医院建设项目控制建设

一、公立医院建设项目控制概述

（一）建设项目控制的概念

建设项目控制所涉及的项目是指医院根据医疗事业发展或医疗业务需要而开展的新建、改扩建项目，以及修缮修理项目。

建设项目控制是指医院为了防范建设项目各个环节的差错与舞弊，提高工程质量，提高建设资金使用效益，结合建设项目的重点和管理要求而制定的内部控制制度与程序。

（二）建设项目控制所涉及的部门

决策机构：预算管理委员会。

主责部门：基建办。

协作部门：财务部、审计部、纪检办等。

二、公立医院建设项目控制目标

公立医院建设项目控制目标主要有加强建设项目管理，提高工程质量，保证建设项目进度，控制建设项目成本，防范商业贿赂等舞弊行为。

其一，建设项目必须经过严格论证，符合国家有关规章制度，符合国家和单位的利益，并能够产生预期的经济和社会效益。

其二，明确投资决策程序，重大项目应当实行集体决策，妥善保管决策过程文件资料。

其三，项目概预算、初步设计、竣工决算报告等资料应由单位相关人员或委托具有资质的中介机构进行审核，出具评审意见。

其四，办理完善各项手续，避免违法建设；施工管理有序，安全质量和工程进度控制有效；严格控制工程洽商和设计变更；项目投资控制有效，加强价款支付审核，按规定办理价款结算。

其五，项目竣工后，按规定的时限及时办理竣工决算，组织竣工决算审计，并根据竣工决算和有关规定办理建设项目档案和资产移交工作。

三、公立医院建设项目控制审批权限

表 9-1　公立医院建设项目控制审批权限表

事项		审批人权限						
		基建办	财务部	审计部／纪检办	主管院领导	预算管理委员会	院办公会	院党委会
建设项目立项	项目建议书	编制审核	会审	会审	审批	审议（5万～50万元）	审批（50万～200万元）	审议（200万元以上）
	项目可行性研究报告	编制审核	会审	会审	审批	审议（5万～50万元）	审批（50万～200万元）	审议（200万元以上）
建设项目实施	项目设计文件	编制审核	会审	会审	审批	—	—	—
	招标文件	参照采购管理招标流程执行						
	评标委员会名单							
	评标结果							
	工程变更申请	编制	审核	审核	审批	—	备案（预算10%以上）	—
	工程结算单	编制	审核	审核	审批	—	—	—
	项目竣工决算	编制	审核	审核	审批	审议	审核	审议

注：每个单位金额限额情况不同，以单位办公会、党委会议事规则要求为准。

四、公立医院建设项目控制部门及岗位职责

（一）主责部门：基建办

（1）审核、汇总、提报工程项目立项申请报告；

（2）组织编制（初审）可行性研究报告；

（3）组织审核（初审）工程概（预）算；

（4）对初步设计图纸、施工图等技术文件进行初审；

（5）组织办理基本建设程序、办理施工相关手续；

（6）办理招标工作，例如勘测、设计、监理、施工、购置等；

（7）负责办理合同签订、履行手续；

（8）负责工程施工过程的质量、进度、投资等控制管理及安全的监督；

（9）负责组织工程验收、移交工作；

（10）负责组织工程资料的整理移交工作；

（11）负责工程竣工结算手续的办理；

（12）负责工程质保工作的落实。

（二）协作部门：财务部、审计部、纪检办

（1）参与工程项目合同的审核；

（2）负责工程项目财务核算；

（3）负责对工程项目资金往来核对；

（4）对建设项目全过程的监督和审计；

（5）参与工程项目的综合验收。

五、公立医院建设项目流程

（一）建设项目立项

①流程描述

表9-2　公立医院建设项目立项流程表

环节	流程描述	输出要求
项目 建议	基建办根据实际需要提出项目立项申请报告	立项申请报告
	行政副院长组织基建、财务、审计监察对项目立项进行会审	项目立项审批表
	5万元以下项目主管院领导审批	
	5万～10万元（含）提交院办公会审议	会议纪要
	10万～50万元（含）项目院长办公会审议后报院办公会审批	批复文件
	50万元以上经院党委会审核，提交职代会审议	
项目 可行性 研究 报告	编制项目可行性研究报告	可行性研究报告
	财务、审计监察审核	
	主管院领导审批	
	院务会审议	会议纪要
	院务会审议后视项目性质行文，报上级主管单位及其他部门审批	批复文件

②流程图

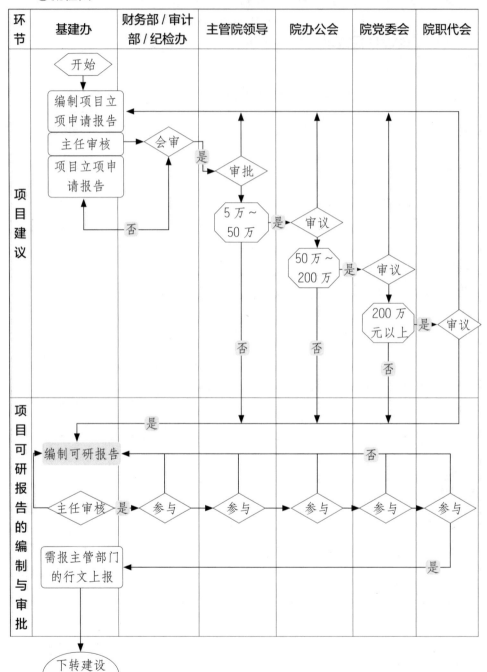

图 9-1 公立医院建设项目立项流程图

（二）建设项目设计

①流程描述

表 9-3　公立医院建设项目设计流程表

环节	流程描述	输出要求
设计单位选择	基建办按照本书合同控制部分中合同调查的程序确定设计单位	设计单位合同
	主管院领导对选定设计单位进行审核并签署或授权签署合同	
设计过程及结果监督审议	基建办负责对设计过程进行跟踪，组织相关部门及专业技术人员对设计方案进行分阶段审核、监督设计工作	设计图
	主管院领导对设计结果进行审核	
	院务会审议／院党委会审议	
概预算控制	委托专业机构编制概预算	概预算书
	主管院领导审核	
	院务会审议／院党委会审议	会议纪要
	需上报上级主管部门审批的行文上报	

②流程图

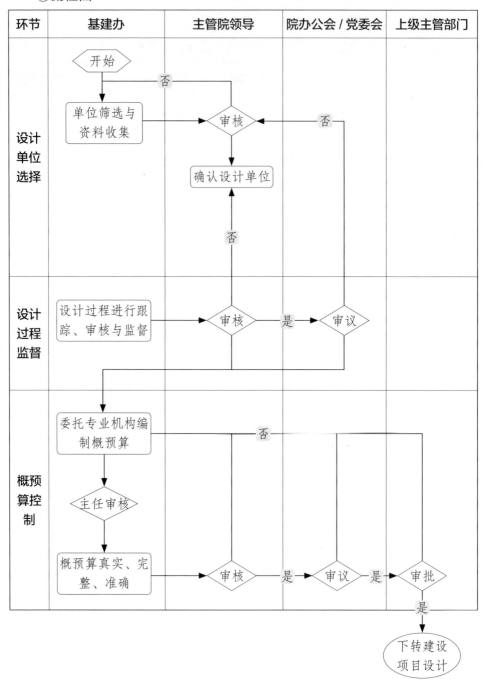

图 9-2　公立医院建设项目设计流程图

（三）建设过程监控

1. 工程监理控制

医院投资金额达到相关文件要求的建设项目，必须聘请符合资质的监理单位，对项目施工过程中的质量、进度、安全、物资采购、资金使用以及工程变更进行监督。

2. 工程质量、安全控制

院基建办负责建设项目建设过程的监控，具体内容包括项目进度监控、项目施工质量监控、项目施工安全生产监控。通过相关制度以及合同约定，明确建设单位、施工单位、监理单位及相关方在工程质量、安全生产方面的责任与义务，保证工程质量与生产安全。

3. 工程变更控制

所有工程变更由基建办工程管理岗归口管理，对工程变更申请进行编号登记，统一管理。

工程变更按照涉及的工程成本划分为一般变更［变更成本不超过5 000元（含）］，较大变更［变更成本大于5000元不超过50000元（含）］、重大变更（变更成本大于50000元）。

一般变更，由基建办基建管理岗审核其合理性与可行性，基建办预算管理岗（或审计部）审核其成本估算的准确性，通过后由基建办主任与协作部门审核报主管院长批准执行。

较大变更，在执行一般变更的审批程序后，报院长批准后执行。

重大变更，由院长审核后，报院长办公会审议批准，若工程变更涉及工程投资总额的调整，还须报工程项目审批机关批准。

（四）工程物资采购

医院工程物资的采购控制按照本书采购业务控制流程执行。

（五）工程结算

工程款的支付严格执行预算管理要求，基建办不得提报无预算的项目支付申请。

　　基建办提报的工程结算申请表中，需详细说明投资概算、已完成投资额、已结算工程款、预计完工需要追加投资额等信息。对于超过投资概算的工程结算，需提供调整投资额审批资料，否则不得提报。

　　工程结算的款项支付流程按照本书收支流程执行。

（六）建设项目验收与决算

①流程描述

表9-4　建设项目验收与决算流程表

环节	流程描述	输出要求
竣工验收	基建办先与监理、设计、勘察、施工单位进行分项验收，验收合格后编制竣工验收文件	竣工验收文件
	由上级主管部门审批的基建项目成立由上级主管部门，设计、监理、地勘等单位，审计部，纪检办组成的验收小组进行验收，并编制竣工验收文件。院内审批的维修等小型基建项目成立由基建总务、财务部、审计部、纪检办组成的验收小组进行验收，并编制竣工验收文件	竣工验收文件
决算归档	项目验收完成后，由基建办与审计部视项目投资额度、性质决定自行展开结算审核或委托外部专业机构进行项目竣工结算审计，办理项目决算报告	竣工决算报告
	主管院领导、院务会审定	竣工决算报告
	项目决算报告提交上级主管部门审核	竣工决算报告
	项目移交后，基建办应将工程档案资料进行整理，若属于政府采购的交政府采购岗归档；若不属于则自行留存归档，定期交政府指定归档机构或医院档案室	资产移交清单

②流程图

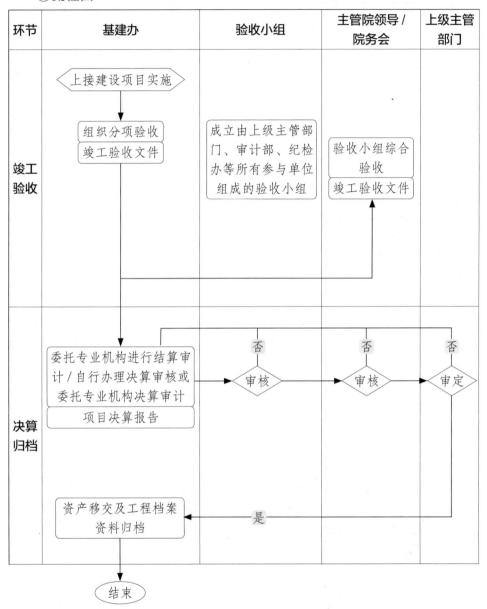

图 9-3 建设项目验收与决算流程图

六、公立医院建设项目控制流程风险

表9-5　公立医院建设项目控制流程风险表

风险编号	风险点	风险点描述	风险类别	风险级别	风险控制责任岗位（部门）
JSXM01	建设项目立项阶段不合规、调查不完整、审批机制不健全	建设项目立项申请报告内容不合规、不完整，项目性质、用途模糊，拟建规模、标准不明确，项目投资估算和进度安排不协调。建设项目管理缺乏可行性研究、可行性研究流于形式或可行性研究的深度达不到质量标准的实际要求，可能导致无法为项目决策提供充分、可靠的依据；决策不当将使预期效益难以实现，甚至项目失败；建设项目管理评审流于形式可能误导项目决策权限配置不合理；决策程序不规范可能导致决策失误，给医院带来巨大损失；建设项目管理决策失误，可能造成医院资产损失或资源浪费；项目未经适当审批或超越授权审批，可能产生重大差错或舞弊行为，从而使医院蒙受财产损失	管理	中	基建办
JSXM02	项目设计阶段未能有效监督和进行概预算控制	项目设计阶段未能有效监督和进行概预算控制，可能导致建设项目质量低下、完工时间拖后等	管理	中	基建办
JSXM03	招标过程不规范	招标过程不规范，可能导致建设项目成本加大	管理	中	后勤保障部、审计纪检
JSXM04	未对建设项目进行监控管理	未对建设项目进行监控管理，可能导致建设项目的质量、工期等达不到要求	管理	中	基建办

风险编号	风险点	风险点描述	风险类别	风险级别	风险控制责任岗位（部门）
JSXM05	建设项目物资采购活动不规范	工程物资采购、收发、保管记录不完整，材料和设备质次价高，不符合设计标准和合同要求，影响工程质量和进度	管理	中	基建办、后勤保障部
JSXM06	建设项目结算不及时	建设项目资金使用管理混乱、项目资金不落实，价款结算不及时，可能导致工程进度延迟甚至中断的风险	管理	低	基建办、财务部、审计部
JSXM07	竣工验收不规范，未及时办理竣工结算	竣工验收不规范，质量检验把关不严，可能导致工程交付使用后存在重大质量隐患。未按照规定办理竣工结算及备案，竣工验收备案管理处室不予办理工程竣工验收备案，有关处室将不予办理权属登记	管理	低	基建办、验收小组

七、公立医院建设项目控制矩阵

表9-6 公立医院建设项目控制矩阵表

风险编号	控制点名称	控制描述	控制类型	控制文档	控制频率	控制责任人（部门）
JSXM01	建设项目立项	建设单位基建办编制项目立项申请报告，经分管院长审核后，申请立项审批。项目由行政副院长组织基建、总务、财务、审计制定会审方案、概算等，会审通过后，再经主管院领导审核及院务会审议，以集体决策形式对项目立项进行决策	预防	《项目立项申请报告》《项目可行性研究报告》	每个	基建办

续表

风险编号	控制点名称	控制描述	控制类型	控制文档	控制频率	控制责任人（部门）
JSXM02	建设项目设计	基建办负责对设计过程进行跟踪，组织相关部门及专业技术人员对设计方案进行分阶段审核、监督设计工作，报主管部门对编制的概预算进行审核	发现	《概预算书》《施工设计图》	每个	基建办
JSXM03	建设项目招标	参照采购管理的招标流程执行	发现	评标报告	每项	后勤保障部、审计部、纪检办
JSXM04	建设过程监控	聘请符合资质的监理单位对建设项目进行监理控制。基建办负责建设项目过程的监控。工程变更应办理相关报批手续	发现	—	每个	基建办
JSXM05	工程物资采购	参照政府采购流程执行	发现	—	每次	基建办、后勤保障部
JSXM06	工程结算	工程款的支付严格执行预算管理要求，基建办不得提报无预算的项目支付申请。工程结算的款项支付流程按照财务收支流程执行	预防	工程款项支付申请表	不定期	基建办、财务部、审计部
JSXM07	建设项目竣工	基建办会同施工、设计、监理等单位共同对建设项目进行分项验收，再组织验收小组进行综合验收。验收后办理竣工结算、决算、资产移交等工作。竣工结算、决算按规定办理相应报批手续	发现	工程验收单、决算报告、资产移交表	每个	基建办、验收小组

八、公立医院建设项目控制关键文档

表9-7　公立医院建设项目控制关键文档表

文档名	编制者	留存人
项目立项申请报告	基建办	基建办
项目立项论证审批表	基建办	基建办
可行性研究报告	基建办	基建办
概预算书	基建办	基建办、财务部
批复文件	上级单位	基建办、财务部
会议纪要	办公室	基建办
施工设计图	基建办	基建办
评标报告	后勤保障部	基建办
工程变更审批表	基建办	基建办
工程结算申请表	基建办	基建办
竣工验收报告	基建办	基建办
工程竣工决算审计报告	基建办	基建办、财务部
资产移交清单	基建办	基建办、财务部、使用部门

九、公立医院建设项目控制不相容职责分离

（1）项目建议和可行性研究与项目决策；

（2）概预算编制与审核；

（3）项目实施与价款支付；

（4）竣工决算与竣工审计。

十、公立医院建设项目控制相关依据

（1）国家级相关法律、法规和文件；

（2）地方级相关法规和文件；

（3）本单位相关文件、制度和规定。

第十章 公立医院合同管理控制

一、公立医院合同管理概述

（一）医院合同管理的概念

医院合同，是指医院与自然人、法人及其他组织等平等主体之间设立、变更、终止民事权利义务关系的协议，主要是指与医院经济活动相关的经济合同。医院订立的经济合同，实际上是一种民事合同，并且只是一种涉及债权、物权关系的财产合同。

（二）医院合同的分类

根据医院合同订立的形式，合同可分为书面形式、口头形式和其他形式的合同。

1.书面形式合同

经济合同一般以书面合同为主，包括合同书、信件和数据电文（如电报、电传、传真、电子数据交换和电子邮件）等可以有形地表现所载内容的形式而订立的合同。法律、行政法规规定采用书面形式的，应当采用书面形式。当事人约定采用书面形式的，应当采用书面形式。

2.口头形式合同

口头形式合同是指当事人双方就合同内容面对面或以通信设备交谈达成的协议。

3.其他形式合同

除了书面形式和口头形式，合同还可以其他形式成立。法律没有列举具体的"其他形式"，但可以根据当事人的行为或者特定情形推定合同的成立。这种形式的合同可以称为默示合同，指当事人未用语言或文字明确表示意见，而是根据当事人的行为表明其已经接受或在特定情形下推定成立的合同。

（三）公立医院合同所涉及的部门

主责部门：合同经办部门。

归口管理部门：院办。

协作部门：其他职能科室。

二、公立医院合同控制目标

明确合同拟定、审批、执行等环节的程序和要求，定期检查和评价合同管理中的薄弱环节，采取相应控制措施，促进合同有效履行，切实维护医院的合法权益。

其一，完善合同管理体制，明确医院合同归口管理部门，对医院的合同事务实行审核把关、统一管理，确保签订合同的格式、内容合法合规，符合医院利益。

其二，建立完善订立合同的授权审批制度，医院各科室对外签订合同应经过合法授权，不得签订超出有关规定范围的合同；加强合同订立的审核把关。

其三，对合同对方主体资格进行了充分调查，确保对方具有履约资格和能力，减少合同违约的风险。

其四，建立合同纠纷处理机制，合理解决合同履行中出现的各项纠纷，确保单位利益不受损。

三、公立医院合同审批权限

审批情况的具体权限如表 10-1 所示：

表 10-1　公立医院合同审批权限表

事项	审批人权限					
	经办人	经办部门负责人	院办	主管院领导	院长	预算管理委员会
合同谈判	选择	参与	—	—	—	—
合同签署	起草	审核	审核	审核或授权签署	签署	重大合同审议
合同结算	参加	审核	—	审批	—	—

四、公立医院合同控制部门及岗位职责

（一）主责部门：合同经办部门

1. 岗位：合同经办人

（1）负责根据经济业务的情况及医院制度要求，发起合同业务；

（2）负责合同事务的联系、信息收集以及初步审核；

（3）负责组织合同谈判并记录谈判结果；

（4）负责起草合同文本，并将之送审直至合同审批完成；

（5）负责合同履行过程的日常管理与跟踪；

（6）负责发起合同结算流程并跟踪至流程结束；

（7）负责向合同归口管理部门提供所需信息。

2. 岗位：部门负责人

（1）负责供应商评价的审核；

（2）参与重要合同谈判；

（3）负责合同文本的审核；

（4）负责合同结算资料的审核。

（二）归口管理部门：法制办

（1）负责医院合同的归口管理；

（2）负责合同签章前的审核并加盖印章；

（3）负责建立合同台账，对所有经济合同统一编号、存档。

（三）配合部门：财务部、审计部

（1）负责合同收付款条件的审核；

（2）负责办理合同收、付款；

（3）参与重大合同、重要合同的谈判。

五、公立医院合同控制流程概述

（一）合同订立

①流程描述

表 10-2　公立医院合同订立流程表

环节	流程描述	输出要求
合同调查	合同发起部门合同经办人负责与合同对方当事人联络，要求其填写《供应商调查表》中供应商应填写的内容，按要求提供佐证材料、加盖公章，合同经办人对收到的《供应商调查表》及佐证资料进行初步检查，报部门负责人审核。对于符合招标条件的合同，不按本程序进行合同调查，按照招标管理的相关要求办理	供应商调查表
	部门负责人对《供应商调查表》及佐证资料进行审核，如属重大合同是否聘请外部专家组建联合小组	
合同谈判	①合同经办部门确定谈判小组名单。一般合同由合同经办人、合同经办部门负责人参与谈判。对于影响重大、涉及较高专业技术或法律关系复杂的合同，聘请外部专家或由纪检办组织业务部门、法律部门、财务部门等相关部门组建联合小组参与谈判 ②谈判人员在谈判开始之前，应当收集合同相关的市场信息，了解市场交易条件、竞争状况、交易价格、售后保障等。谈判过程中，参与谈判的人员必须在授权范围内作出承诺，不得超越授权对合同重要条款作出让步 ③谈判记录由医院参与合同谈判的全体人员签字确认	市场信息、合同主体调查、合同谈判记录
	合同谈判过程中的重要事项和参与谈判人员的主要意见，由合同经办人予以记录，若合同最终得以签署，该谈判记录与合同其他资料一并存档保管	合同谈判记录

续表

环节	流程描述	输出要求
合同签署	合同发起部门合同经办人根据合同谈判的结果，负责起草合同文本，填写《合同签订呈批件》并由本部门负责人审核	合同签订呈批件
	合同经办部门或联合小组在自己的职责范围内对合同进行审核会签。上述各人员应在《合同签订呈批件》上签署明确意见，合同经办部门对审核部门提出的审核意见应当给予回复，并在《合同签订呈批件》列明有关修改过程	合同签订呈批件
	经会签审核通过后，报主管院领导审批，签署合同或授权代理人签署合同，重大合同须提交预算管理委员会审议。重大合同文本须报上级主管部门审查或备案的，应履行相应程序	合同签订呈批件
合同登记	合同原则上应由对方当事人先行签署。合同经办人持《合同签订呈批件》、合同原件至院办公室印章管理员处，申请加盖合同印章。印章管理员按照印章管理规定登记后在合同落款处加盖单位公章（合同专用章），合同多于一页的，还须在各页加盖骑缝章。盖章完成后，印章管理员还须在《合同签订呈批件》相应位置注明合同盖章时间	合同原件
	合同签订后，合同经办人应向合同管理员移交合同原件一份、《合同签订呈批件》复印件一份，谈判记录送至院办公室合同管理员进行合同登记。合同管理员按照既定的编号规则对合同编号，并登记合同管理台账。合同管理员每年3月底前将上一年度全部合同原件、《合同签订呈批件》复印件、合同管理台账整理送交院档案室存档	合同管理台账

②流程图

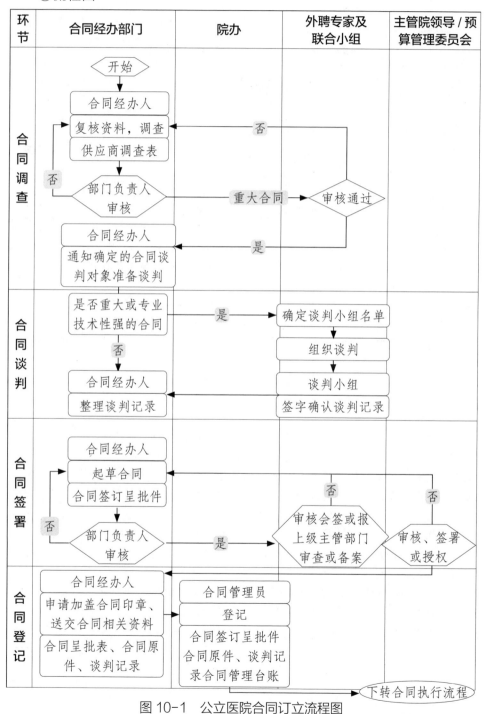

图 10-1 公立医院合同订立流程图

（二）合同执行

①流程描述

表10-3　公立医院合同执行流程表

环节	流程描述	输出要求
合同跟踪	合同经办人要随时跟踪合同执行情况，发生异常情况要随时向部门负责人、归口部门合同管理员报告。发生违约可能或违约行为时，要及时采取有效措施使其对医院的不利影响降至最低	合同跟踪报告
合同变更	发生合同变更事项时，合同经办人应及时提出解决方案，需要签订补充协议的，须按照合同文本拟定及合同签署的控制程序执行	合同补充协议
	合同经办人将合同补充协议送交合同管理员，合同管理员更新合同台账	合同管理台账
合同纠纷处理	合同履行发生纠纷后，合同主办部门应当在3日内将合同纠纷情况等报院办公室	合同纠纷报告
	办公室听取合同纠纷情况后指定法律专员（下称案件承办人）负责本案。案件承办人应在3日内通知原合同经办人将有关材料送交 属于对方不履行合同或者不正确履行合同的，在对方违约行为发生后，案件承办人应当在2日内提出法律意见书，并由合同经办人以单位的名义起草致对方的信函，履行单位签章审批程序并盖章后，以传真或者特快专递方式通知对方。并应取得对方收到信函的确认件 属于对方未能正确履行合同的，应当积极与对方联系，提出解决问题的建议，做好协调工作。同时，要注意收集相关证据，为应诉做好准备 对于双方都有责任的，要注意收集证据材料，做好起诉或者应诉的准备。案件承办人一定要注意案件的诉讼时效，保证时效的有效性	法律意见书

②流程图

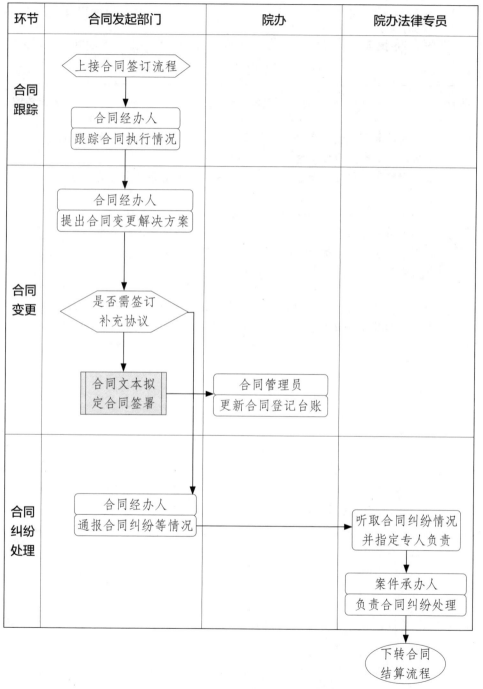

图 10-2　公立医院合同执行流程图

（三）合同结算

①流程描述

医院合同事项一般很少涉及收款业务，合同结算主要控制合同付款风险。

表 10-4　公立医院合同结算流程表

环节	流程描述	输出要求
合同结算	①合同结算事项由合同经办人提出申请，填写《付款审批表》并由本部门负责人审核同意后交财务部审核 ②合同经办人持经过审批的《付款审批表》至财务部出纳员处办理请款	付款审批表
	财务部首先审核付款事项是否有适当的预算，审核通过后由出纳员审核无误后办理付款，会计持付款单、签批完整的《付款审批表》作为会计处理的依据编制记账凭证	
	财务部审核通过后，合同经办人将《付款审批表》报院分管领导（分管财务领导及分管处室领导）审批	

②流程图

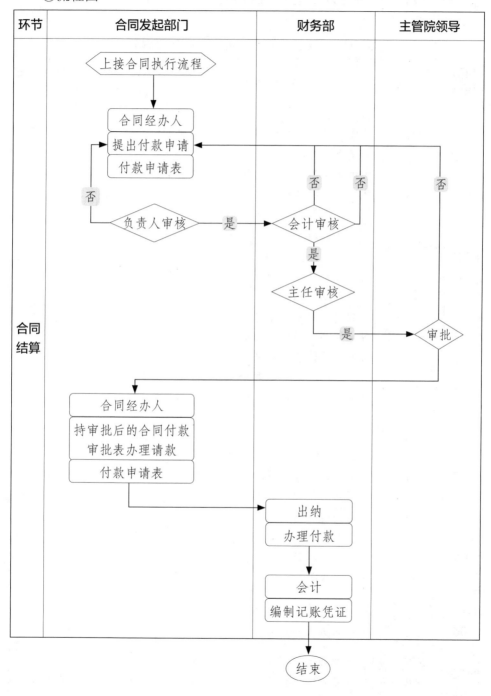

图 10-3 公立医院合同结算流程图

六、公立医院合同控制流程风险

表 10-5　公立医院合同管理控制流程风险表

风险编号	风险点	风险点描述	风险类别	风险级别	风险控制责任岗位（部门）
HTGL01	在签署合同之前未对对方进行主体资格调查	合同调查中忽视被调查对象的主体资格审查，将不具有相应民事权利能力和民事行为能力或不具备特定资质的主体确定为准合同对象，或与不具备代理权或超越代理的主体签订合同，导致合同无效，或引发潜在风险	管理	中	合同经办人
HTGL02	忽视了合同谈判前的相关知识支撑	合同谈判中忽略合同重大问题或在重大问题上做出不当让步，谈判经验不足，缺乏技术、法律和财务知识支撑，导致单位利益受损	管理	高	谈判小组/联合小组
HTGL03	未选择合适的合同文本	合同文本不符合相关政策法规要求。如选择不恰当的合同形式；合同条款与国家法律法规、政策文件规定的要求发生冲突；有意拆分合同、规避合同管理规定等，可能导致国家、人民群众及医院利益受损，并遭到有关主管部门的行政处罚	管理	中	合同经办人
HTGL04	忽视了合同文本审核	合同内容和条款不完整、表述不严谨准确，或存在重大疏漏和欺诈，将导致医院合法权益受损	管理	低	法制办
HTGL05	越权审批或印章管理不当导致合同无效	超越权限签订合同，合同印章管理不当，签署后的合同被篡改，因登记备案手续不全导致合同无效等，可能给医院造成损失	管理	高	院长
HTGL06	未对合同的执行情况进行跟踪	未按照合同约定恰当地履行合同，可能导致医院利益受到损失或遭受诉讼	管理	中	合同经办人
HTGL07	未签署补充合同或进行变更	合同条款未明确约定的事项没有及时协议补充，导致合同无法正常履行，给医院造成经济和声誉损失	管理	低	合同经办人

风险编号	风险点	风险点描述	风险类别	风险级别	风险控制责任岗位（部门）
HTGL08	未制定合同纠纷机制	合同纠纷处理不当，导致单位遭受外部处罚，诉讼失败，损害医院利益、信誉和形象等	管理	中	合同经办部门
HTGL09	合同档案保管不当	合同存档保管工作不到位，或合同存档保管未建立完善的管理制度，未对合同保管情况实施定期和不定期的检查，可能引发合同丢失、被滥用及泄密等风险	管理	低	合同保管员

七、公立医院合同控制矩阵

表 10-6　公立医院合同管理风险控制表

风险编号	控制点名称	控制描述	控制类型	控制文档	控制频率	控制责任人（部门）
HTGL01	审查供应商资质	部门负责人对《供应商调查表》中的信息及佐证材料进行初步审核，并通过电话访问、网络查询等手段对有关信息进行核实后，提出初审意见	预防	《供应商调查表》	每次	部门负责人
HTGL02	收集资料	在谈判开始之前，收集合同相关的市场信息，了解市场交易条件、竞争状况、交易价格、售后保障等	预防	—	每次	谈判小组/联合会审小组
HTGL03	合同文本初审	合同发起部门负责审核本科室专业范围内的合同技术条款。办公室法律专员负责审核合同法律相关的条款，分析判断合同风险以及与法律相关的内容，财务负责审核收付款条款	预防	《合同审批表》	每次	协作部门
HTGL04	合同文本复审	初审后的合同文本，提报主管院领导进行审核	预防	《合同审批表》	每次	主管院领导

续表

风险编号	控制点名称	控制描述	控制类型	控制文档	控制频率	控制责任人（部门）
HTGL 05	合同签署	院长在《合同审批表》的相应位置明确授权签署合同的意见。被授权人凭院长审批通过的《合同审批表》在授权范围内签署合同。双方当事人签署完整的合同原件后，送至办公室合同管理员进行合同登记备案。合同登记后，合同经办人持《合同审批表》、合同原件至办公室印章管理员处，申请加盖合同印章	预防	《合同审批表》	每次	院长
HTGL 06	跟踪合同执行情况	合同经办人要随时跟踪合同执行情况，发生异常情况要随时向部门负责人、财务部合同管理员报告	发现	—	每次	合同经办人
HTGL 07	合同变更	发生合同变更事项时，合同经办人应及时提出解决方案，需要签订补充协议的执行合同签订流程	发现	《合同审批表》	每次	合同经办人
HTGL 08	合同纠纷处理	合同履行发生纠纷后，合同主办部门应当在3日内将合同编号、纠纷情况等通报院办公室，院办公室指定法律专员处理	发现	—	每次	合同主办部门
HTGL 09	合同保管	合同签订后，合同经办人应向合同管理员移交合同原件一份、《合同审批表》原件一份，由合同管理员负责日常管理	预防	《合同存档登记表》	每次	合同保管员

八、公立医院合同管理控制关键文档

关键控制文档如表 10-7 所示：

表 10-7 公立医院合同管理控制关键文档表

文档名	编制者	留存人
供应商调查表	合同经办人	合同经办人
合同审批表	合同经办人	合同经办人、合同管理员
合同原件	合同经办人	合同管理员、会计
付款审批表	合同经办人	合同经办人、出纳
合同登记台账	合同管理员	合同管理员
合同借阅台账	合同管理员	合同管理员

九、公立医院合同管理控制不相容职责分离

（1）供应商调查与批准；

（2）合同谈判与审批；

（3）合同执行与付款。

十、公立医院合同管理控制相关依据

（1）国家级相关法律、法规和文件；

（2）地方级相关法律、法规和文件；

（3）本单位相关文件、制度和规定。

第十一章　公立医院内部控制评价与监督

◎ 一、公立医院内部控制评价与监督概述

内部控制建设和实施，需要通过不断的评价和运行、维护，来实现制度上的调整和优化，最终合理保证医院内部控制的目标实现。

内部控制的监督是指医院内部监督检查机构查找和发现内部控制存在的风险及问题，提出改进建议，并督促落实整改，对经济活动的风险进行防范和管理。

◎ 二、公立医院内部控制评价与监督的组织实施

内部控制的评价监督由监察审计部负责实施，监督与评价分为定期与不定期两种，每年度至少进行一次全面性监督检查和自我评价，各相关职能科室应协助与配合。同时，监察审计部根据医院的具体情况不定期地对内部控制开展各项专项检查、抽查等监督检查工作。

◎ 三、公立医院内部控制评价与监督原则

其一，全面性原则。评价工作应当包括内部控制的设计与运行，涵盖医院及其所属单位的各种业务和事项。

其二，重要性原则。评价工作应当在全面评价的基础上，关注重要业务单元、重大业务事项和高风险领域。

其三，客观性原则。评价工作应当准确地揭示经营管理的风险状况，如实反映内部控制设计与运行的有效性。

四、公立医院内部控制评价与监督的内容

（一）单位层面内部控制建立和执行情况

其一，医院经济活动的决策、执行和监督是否实现有效分离；权责是否对等；议事决策机制是否建立；重大经济事项的认定标准是否确定而且一贯地执行。

其二，内部管理制度是否符合国家有关规定尤其是国家明确的标准、范围和程序；内部管理制度是否符合本单位的实际情况。

其三，授权审批的权限范围、审批程序和相关责任是否明确；授权审批手续是否健全；是否存在未经授权审批就办理业务的情形；是否存在越权审批、随意审批情形。

其四，岗位责任制是否建立并得到落实；关键岗位轮岗制度是否建立或采取了替代措施；是否存在不相容岗位混岗的现象。

其五，内部控制关键岗位工作人员是否具备与其工作岗位相适应的资格和能力。

其六，现代科学技术手段的运用和管理情况等。

（二）业务层面内部控制建立和执行情况

其一，预算业务重点检查：预算编制、预算执行、资产管理、基建管理、人事管理等部门之间的沟通协调机制是否建立并得到有效执行；预算、执行分析机制是否建立并得到有效执行；预算与决算相互反映、相互促进的机制是否建立并得到有效执行；全过程的预算绩效管理机制是否建立并得到有效执行等。

其二，收支业务重点检查：收支业务是否实施归口管理并得到有效执行；印章和票据的使用、保管是否存在漏洞；相关凭据的审核是否符合要求；定期核查的机制是否建立并得到有效执行等。

其三，政府采购业务重点检查：政府采购活动是否实施归口管理并得到有效执行；政府采购部门与财会、资产管理部门之间是否建立沟通协调机制并得到有效执行。

其四，资产管理重点检查：各类资产是否实施归口管理并得到有效执行；是否按规定建立资产记录、实物保管、定期盘点和账实核对等财产控制措施并得到有效执行等。

其五，建设项目管理重点检查：与建设项目相关的议事决策机制和审核机制是否建立并得到有效执行；是否对项目投资实施有效控制；项目设计变更是否履行相应的审批程序；工程款项的支付是否符合有关要求；是否按规定办理竣工决算、组织竣工决算审计；相关资产是否及时入账等。

其六，合同管理重点检查：是否对合同实施归口管理并得到有效执行；合同订立的范围和条件是否明确；是否对合同履行情况实施有效监控；是否建立合同登记制度并有效执行；是否建立合同纠纷协调机制并有效执行。

五、公立医院内部控制监督的实施程序

（一）制定监督检查工作方案

公立医院内部控制监督检查工作方案应当明确监督检查的依据、范围、内容、方式、实施计划、人员构成等相关内容。监督检查工作方案应当经单位负责人批准。

（二）实施监督检查

其一，实施监督检查应当获取与内部控制建立相关的文件和资料。了解内部控制是否覆盖了单位的全部经济活动，是否符合单位的实际情况，是否针对风险点选择了恰当的控制措施以及是否及时采取措施整改前期发现的问题等。

其二，根据了解的经济活动业务流程，确定监督检查的范围和重点，开展现场检查测试。根据单位实际情况，综合运用包括个别访谈法、实地观察法、证据检查法、重新执行法、穿行测试法等在内的各种检查方法，对内部

控制建立和执行的有效性进行测试，记录测试结果，分析查找内部控制缺陷。

其三，在实施监督检查的过程中，内部审计部门的工作人员应当遵循客观、公正、公平的原则，如实反映检查中发现的问题，并就存在的问题和改进建议与相关业务部门达成一致。监督检查的结果和改进建议应当经相关工作人员复核和验证。

（三）评价内部控制

监察审计部对内部控制的有效性进行的评价，包括对内部控制建立的有效性和内部控制执行的有效性两个方面。

一是对于内部控制建立的有效性评价：

其一，内部控制建立的合法性，即医院在内部控制建立过程中，是否做到以内部控制的基本原理为前提，以相关法律法规和相关规定以及《行政事业单位内控规范》作为依据。

其二，内部控制建立的全面性，即内部控制的建立是否覆盖了所有经济活动、经济活动的全过程、所有内部控制关键岗位、各相关部门及工作人员和相关工作任务都具备约束力。

其三，内部控制建立的重要性，即内部控制的建立是否重点关注了单位经济活动和经济活动的重大风险。

其四，内部控制建立的适应性，即内部控制的建立是否根据外部环境的变化、单位经济活动的调整和自身条件的变化适时地调整关键控制点和控制措施。

二是对于内部控制执行的有效性的评价：

其一，各个业务控制在监督检查期内是如何运行的。

其二，各个业务控制是否得到了持续、一致的执行。

其三，相关内部控制机制、内部管理制度、岗位责任制、内部控制措施是否得到了有效执行。

其四，执行业务控制的相关工作人员是否具备必要的权限、资格和能力。

实施全面内部控制评价时应客观、公正、完整地编制内部控制评价报告。内部控制评价报告内容包括：内部监督检查和评价的依据；内部监督检查和评价的范围；内部监督检查和评价的程序和方法；前期检查中发现的内部控制缺陷及其整改情况；本次检查中发现的内部控制缺陷及其改进意见或建议；内部控制建立和执行有效性的评价、结论及改进意见和建议。

（四）提交评价报告

内部控制评价报告完成后，应提交医院内部控制领导小组，领导小组对拟采取的整改计划和措施作出决定，以改进医院内部控制体系。

六、公立医院内部控制的外部监督

医院除了应当积极发挥内部监督的作用外，还应当自觉依法接受来自外部的监督检查。内部控制实施外部监督的部门主要有财政部门、审计机关、纪检监察部门和卫生医疗主管部门。审计年度财报时，公立医院应单独就内部控制聘请会计师事务所并出具审计报告。

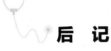

后 记

公立医院内部控制是全面内部控制还是仅限定在经济活动的范围，是值得探讨的问题。全面内部控制包括经济活动风险的防范与管控、业务活动风险的防范与管控，全面内部控制肯定是未来的发展方向，我们认为全面内部控制在我国只能是采取稳健性的原则，逐步推行，不可一蹴而就，先从经济活动的内部控制建设开始，然后通过业务和财务融合，逐步推行到业务控制。因此，本书结合当前我国新医改政策的背景和《公立医院内部控制管理办法》（2020）的规定与要求，将公立医院内部控制范围主要界定在医院经济活动上。

同时，公立医院经济活动的风险防范与管控是一个循环往复、不断优化完善的过程。期待本书能为我国公立医院内部控制提供流程化、标准化、规范化的内部管理体系借鉴，提供适应性、针对性和务实可操作性的参考。公立医院内部控制管理永远在路上！

本书得到了诸多老师、专家的热情指点和帮助，以及多位领导的关心和支持，在此表示衷心感谢。同时，感谢"湖湘青年英才支持项目"、湖南省国家自然科学基金面上项目（课题号：2022JJ30178）以及湖南省财政厅会计学会（课题号：2024HNKJA04）的支持资助。

2024 年 6 月

李衡